石原結實

野菜だけで病気を治す 増補改訂版

健康人新書
廣済堂出版

まえがき

「野菜だけで病気を治す」というタイトルに対して、「大げさすぎる」という印象を持たれる方も多いかもしれない。

しかし、**「薬」という字は「艹（草冠）」に「楽」より成り立っていて、昔の人が病気や体調不良の時に「草を用いて治していた」ことを雄弁に物語っている。**

英語のdrug（薬）の語源もdry herb（乾燥したハーブ）から来ているし、ドイツやフランス等々、欧米先進国の病院の「自然療法科」では、いまでもハーブを存分に使った治療がなされている。

３０００年以上の歴史をもつ漢方薬の成分は、ほとんどが植物の根、葉、茎や果実を主成分とする生薬より成り立っている。

漢方薬は長く服用しないと効かないというイメージがあるが、これは誤解である。

たとえば、風邪の症状などに用いる葛根湯《かっこんとう》というおなじみの漢方薬がある。成分は葛《くず》の根、麻黄《まおう》、桂枝《けいし》（シナモン）、生姜《しょうが》、大棗《たいそう》（ナツメ）などだが、服用後20分もすると発汗し、スーッと風邪がぬけていくことが多い。また、ボタン科の芍薬《しゃくやく》の根とマメ科の甘草《かんぞう》の根より成る芍薬甘草湯薬は、お腹や下肢の痛み（とくに、こむら返り）に速効を呈する。同じく、甘草、小麦、大棗が主成分の甘草大棗湯は、ひきつけ、不眠、イライラなどに素早い効きめがある。もちろん、漢方薬は種々の慢性病にもすばらしい効果をあげる。

そもそも野菜とは、野草を品種改良したものである。したがって、野菜は野草と同様の薬効があると考えてよい。

では、**野菜や野草などの植物はなぜ病気に効くのか。それは、その含有成分である「ファイトケミカル（phyto chemical＝植物性化学物資）」によるところが大**である。

植物は、生まれてから死ぬまで同じ場所にとどまるため、紫外線や毒性のあるガス、有毒な小動物の攻撃にあっても、逃げられない。それ故に、植物は体内でそうした有毒物を「解毒」する物質をみずから産生し、保存している。それがファイトケミカルであり、よく知られているところでは、ポリフェノールやβ-カロチンなどがある。

現代人は、こうした野菜のすばらしい効能を忘れがちである。犬や猫が、路傍の雑草を食べている光景を見たことのある人も多いだろうが、肉食動物の彼らでさえ、体調を崩した時、草が病気を治すことを本能的に知っているのに。

１９６０年代以降、我々日本人の食生活の中で著増してきた、肉、卵、バター、マヨネーズ等々の欧米食の摂取過多による血液の酸性化を、野菜のアルカリ性によって中和する……、という点も、野菜の効能として見逃せない。が、それよりももっと根源的なところ、つまり「ファイトケミカル」にこそ、野菜ならではの効能があるのだ。

欧米食の摂取過剰、運動不足、ストレス、などにより、血液中に老廃物が増え、血液が汚れて、**さまざまな病気を招いている現代日本人にとって、血液中の老廃物・有害物を「解毒」して血液を浄化するファイトケミカルを多量に含んだ野菜を存分にとることは、種々の病気の予防や治療を助ける上できわめて重要である。**

さて、キャベツは胃潰瘍に、タマネギは糖尿病に、キュウリは高血圧に……というように、それぞれの野菜には特徴的な薬効がある。よって、本書の中には28種類の野菜についての「薬効」を、その故事来歴なども交えながら詳述した。

病気知らずの輝ける健康生活を謳歌していただきたい。

石原結實

第3章　血液をキレイにする野菜で病気を治す

第4章　この病気にはこの野菜

制作スタッフ
編集協力／コーエン企画
校正／矢島規男
ＤＴＰ／(株)三協美術
編集／江波戸裕子

第1章

そんな食生活では必ず病気になる

日本はディジーズ・ランド（病気の国）

この40年間で、医師数は約13万人から約32万人と増加し、医学も長足の進歩を遂げている。しかし、年間42兆円もの膨大な医療費がかかっているように、病気が減る気配はない。

１９８１（昭和56）年から死因の１位に座り続けているガンは、毎年増加し、心筋梗塞や狭心症などの心疾患も増え続けている（**図表1**）。

戦後（１９４５年以降）しばらくは、数百人しか存在しなかったという糖尿病患者は、その予備軍も含めて、今や２０

図表1　主要死因別にみた死亡率（人口10万対）の推移

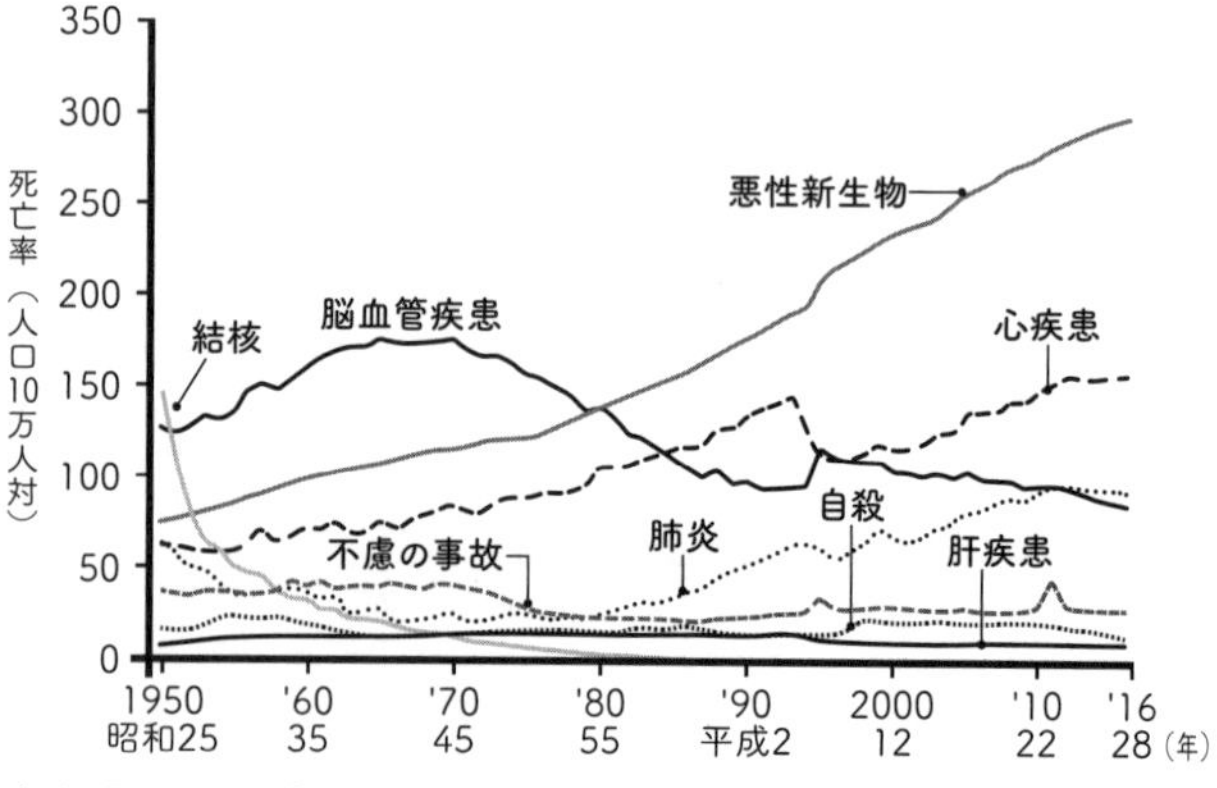

資料：厚生労働省「人口動態統計」
注　1）　平成6年までの死亡率は旧分類によるものである。
注　2）　平成28年は概数である。

50万人にも膨れ上がり、高脂血症の人は3200万人、痛風（高尿酸血症）もちの人も100万人以上も存在する。1960年頃から、高血圧予防にと全国的に展開された減塩運動の効果は全くなくて、むしろ、高血圧症患者は増加し、今や約4300万の人が罹患している。

それに加えて1960年代から、それまで日本にはほとんど存在しなかったクローン病や潰瘍性大腸炎、突発性血小板減少性紫斑病などの自己免疫疾患や喘息《ぜんそく》、アトピーなどのアレルギー性疾患、うつや統合失調症などの精神疾患も確実に増え続けている。

病医院は病人で溢れ、何種類もの薬を毎日服用している人も少なくない。日本は、ディズニーランドならぬディジーズ・ランド（disease land＝病気の国）に成り下がってしまったようだ。

こうした病気のまん延は、戦後、特に日本が経済成長の波に乗り出した1960年以降の食生活の乱れに原因があるといっても過言ではない。

「食生活の欧米化」により「病気のタイプも欧米化」

漢方では、2000年も前から「食が血となり、血が肉となる」という思想がある。食べたものが、血液（の成分）となり、それが、脳、心臓、肺、胃腸、肝臓、腎臓、骨、筋肉等々の器官や内臓を養っている、という意味である。

つまり、**「食は生命なり」**なのである。

1950（昭和25）年と比べ、65年後の2015（平成27）年は、肉、卵、牛乳（乳製品を含む）の1日あたりの摂取量は、それぞれ約11倍、6・3倍、19倍と、驚くほど増加し、逆に米の摂取量は約半分、イモ類の摂取量に至っては、約1／10に減少した**（図表2）**。要するに、動物性タンパク質や脂肪の摂取が激増し、炭水化物の摂取が著減する、という「食生活の欧米化」が起こった。肉や卵などの動物性食品を摂った場合、「血液が酸性になるのを防ぐために、野菜をしっかり食べなさい」などとよくいわれるが、野菜の摂取量はこの50年間でほとんど変わってなく、動物性タンパク質の摂取過剰の害を中和する量とは、とてもいえない。

図表2　日本人の食生活（1日あたり摂取量）の変化

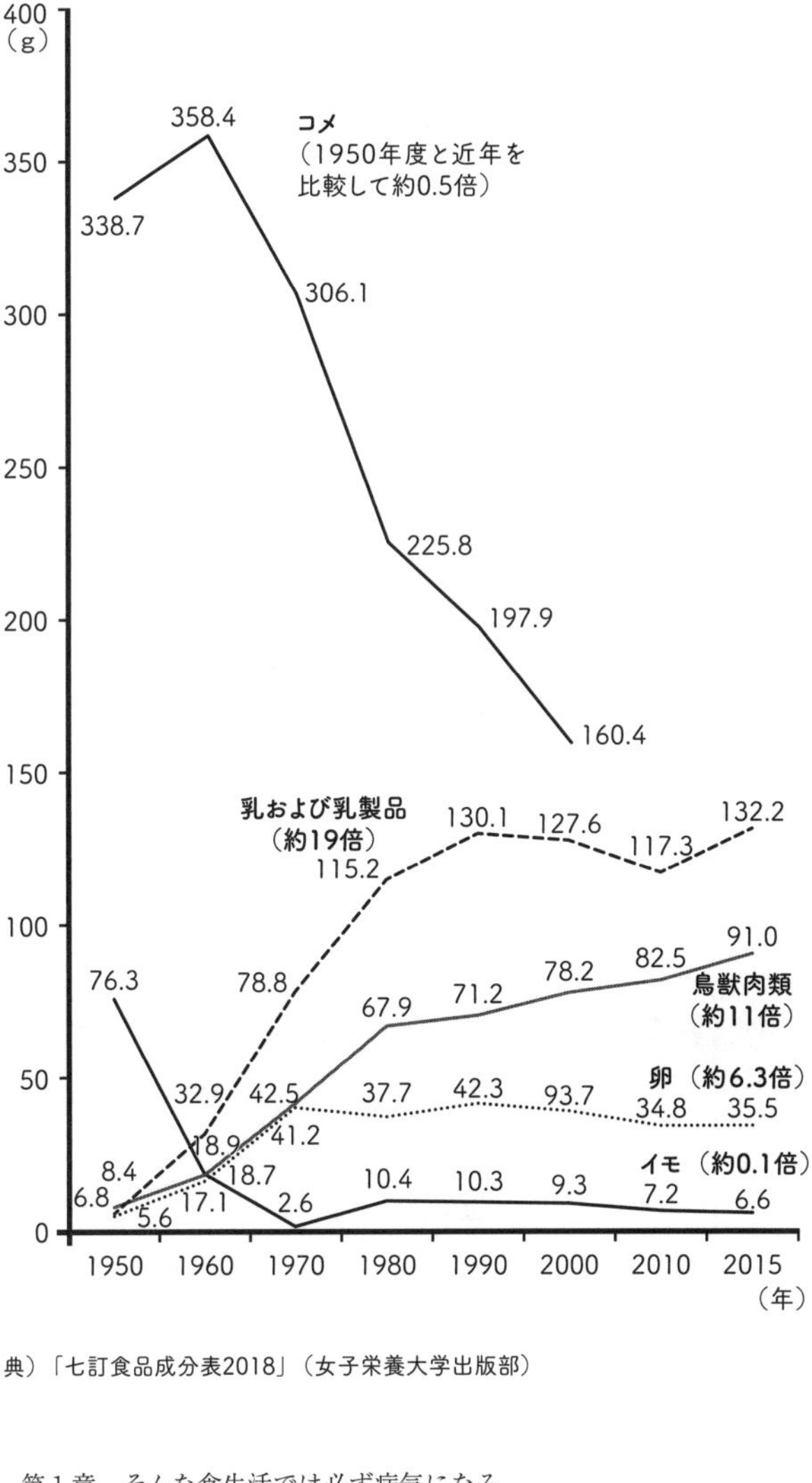

（出典）「七訂食品成分表2018」（女子栄養大学出版部）

その結果、脳卒中も日本型の脳出血は激減して、欧米型の脳梗塞が増加し、ガンも日本人に多かった胃ガン、子宮頸ガンが減少して、欧米人に多い肺ガン、大腸ガン、乳・卵巣・子宮体ガン、前立腺ガン、すい臓ガン、白血病などが激増した。また、先にも述べたように、欧米人に多い心筋梗塞、糖尿病、痛風も著増した。

すなわち、「食生活の欧米化」により「病気のタイプも欧米化」したのである。

また、「欧米型の食生活」と「欧米型の病気」の代表国ともいえる米国での食物の摂取状況と病気の変遷とを調べてみ

図表3　米国の食物摂取状況の推移

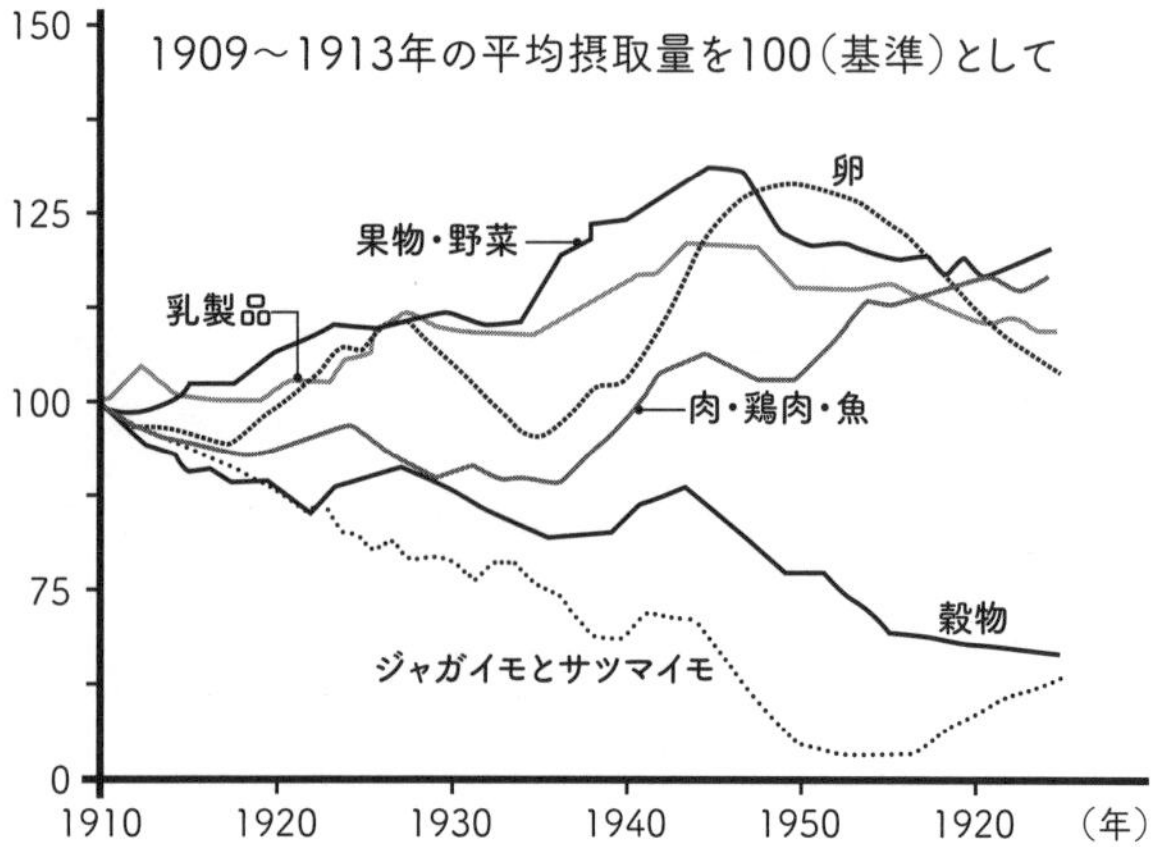

出典：J,Am.Med.Assoc.,2003,34,1968

図表4　米国における臓器別にみたガンによる死亡率の比較（女性）

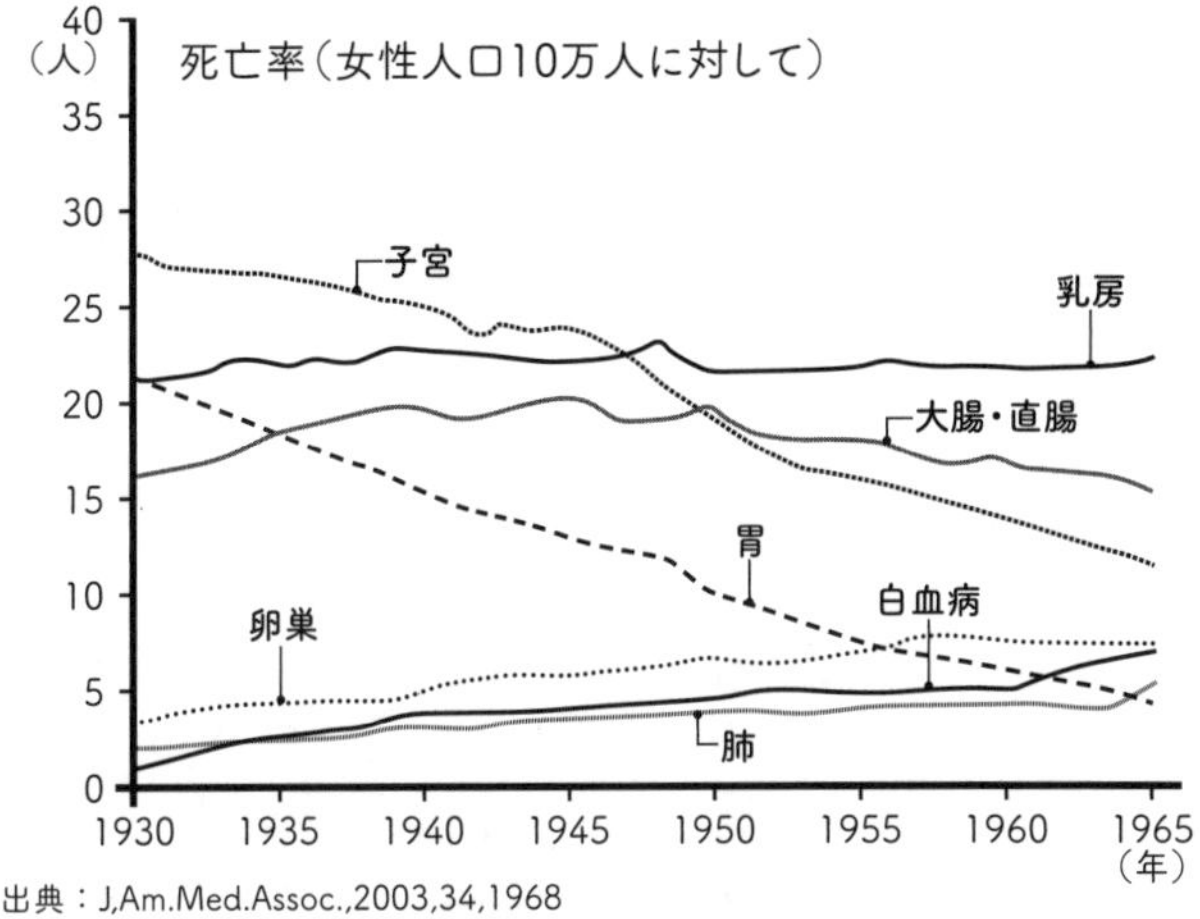

出典：J,Am.Med.Assoc.,2003,34,1968

図表5　米国における臓器別にみたガンによる死亡率の比較（男性）

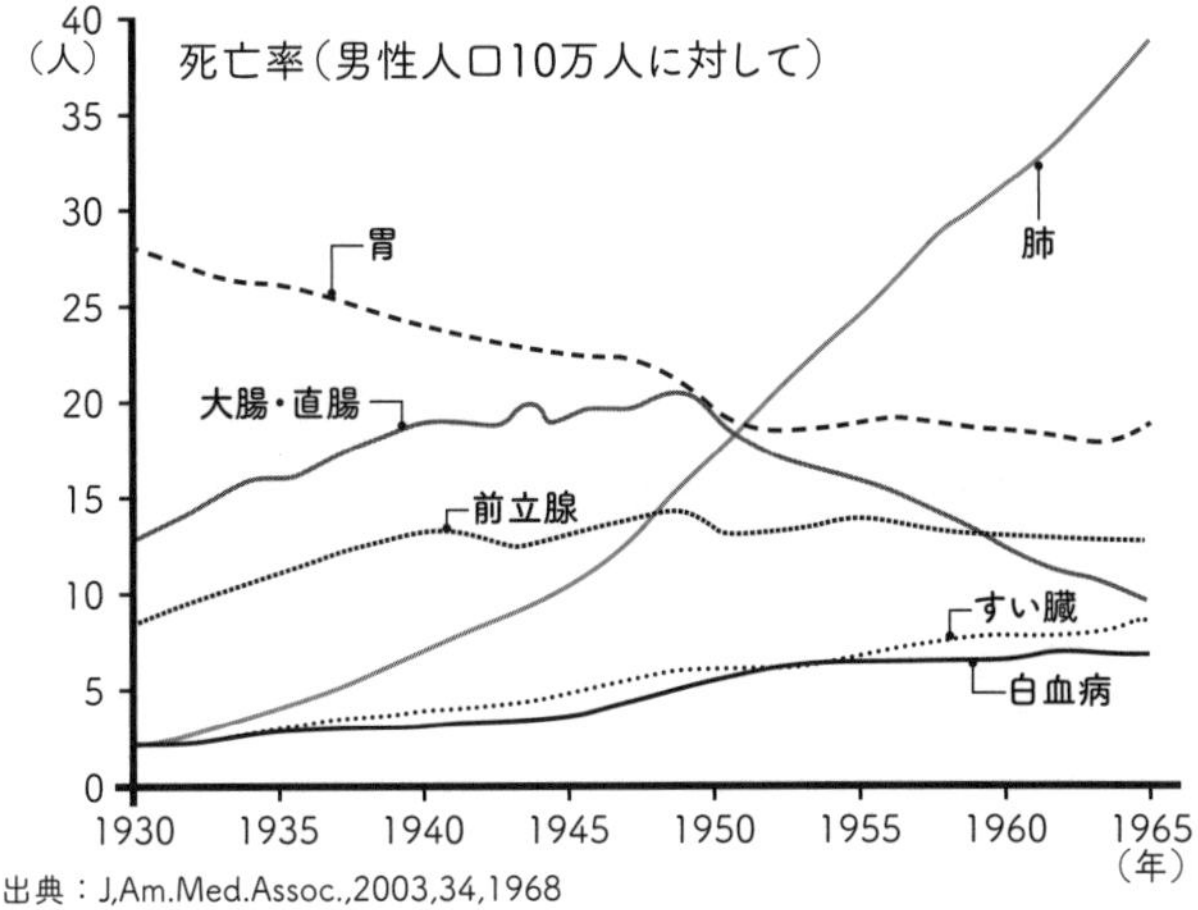

出典：J,Am.Med.Assoc.,2003,34,1968

ると、さらに面白い事実がわかる。

米国人の食生活**（図表3）**も、以前はかなり質素なもので、1910年を基点にすると、経済が発展し、国が豊かになるとともに、まず乳製品の摂取が増加し始め、第二次世界大戦により、さらに産業が発達して国力が増す1940年頃からは、肉類と卵類の摂取が多くなっていく。穀類とイモ類は、1910年から一貫して減っていく。

するとガンのタイプも、それに呼応して変化していくことがわかる**（図表4、5）**。

女性の場合、胃ガンと子宮（頸）ガンが漸減していき、乳ガン、大腸ガン、卵巣ガン、肺ガン、白血病が漸増していく。男性では胃ガンが減少し、大腸ガン、前立腺ガン、すい臓ガン、白血病が漸増し、肺ガンが著増している。

こうした諸事実から**「食生活によって病気が変化する」「食が病気を規定している」**と断言できそうである。

つまり、肉、卵、牛乳、バターに代表される動物性タンパク質や脂肪の摂取が多くなり、穀類やイモ類、野菜などの炭水化物摂取が少なくなると、我々人間は、病気になりやすい、といえそうだ。

ライオンやトラやチーターが肉食をしても病気にならないのは、彼らは尖った歯をもつ肉食動物であり、その尖った歯に見合った胃袋の大きさや胃液の量、質、胆汁の質・組成があり、動物性タンパク質や脂肪を１００％消化・解毒できるようになっているからだ。つまり、肉を食べても、健康にこそなれ、有害になったり、病気になったりすることはない。

一方、６５０㎏の体重のあるゾウや６ｍの長身のキリン、我々に牛肉と牛乳を提供してくれる牛など、大型の哺乳動物は皆、草しか食べない草食動物である。草食用の平べったい歯しかもっていないからだ。その牛を、早く成長させ、早く乳汁を分泌させようとして、現代栄養学の上で栄養があるとされる羊の肉と羊の骨の粉末を食べさせた、つまり「草食動物に肉を食べさせた」という食い違いが、ＢＳＥ（狂牛病）を発症させたといってよい。

人間の歯の形をみると、４本の犬歯以外の残り28本は「草食用」の歯である。

人間と99％遺伝子が同じで、身長１７０㎝、体重２００㎏近くもあるゴリラでさえ、竹の根、イモ類、くだものなどの「草食」しかしない。

よって、人間の犬歯も、ゴリラの類縁を祖とする時代から続く、敵を威嚇するためのものだったかもしれないし、百歩譲ってそれが肉食用としても、32本のうちのたった4本（12・5％）だけが、肉・魚・卵・乳製品を食べる歯だといえるわけだ。

したがって、経済が発達し、文明が進化するとともに、増加してくる肉・卵・乳製品などの摂取は、人間の生理に合っていないからこそ、種々の病気を誘発してくるといってよいだろう。

第2章

驚くべき野菜の効能

野菜パワーの秘密——ファイトケミカル

古代エジプト時代に書かれた『Ebers papyrus《エーベルス パピルス》』には、約700種の薬の記載があり、今日医薬として用いられている桂皮《けいひ》、ヒヨス、アロエ、アヘン、ハッカ、ハチミツなどの名前も見られる。

古代ギリシャ時代の医者ヒポクラテス（前460頃〜375頃）も、桂皮、ゲンチアナ、大黄《だいおう》、ハッカ、ヒヨス、ヒマシなどの生薬の効能について記載していて、ローマ時代最高の医師といわれ、ヒポクラテスと並ぶ古代西洋医学の泰斗《たいと》ガレノス（129〜199頃）も、薬用植物について、詳しく記述を残している。

現代医学においてさえ、一流薬として使われているキニーネ（キナの皮）、モルヒネ（ケシの実）、ジギタリス（キツネノテブクロ）、カフェイン（茶、コーヒー）、コカイン（コカの葉）、ヒマシ油（トウゴマの種子）、エフェドリン（麻黄《まおう》）、レセルピン（インド蛇木《じゃぼく》）などもすべて、天然の植物の世界から見つけ出されたものである。

心臓病の最強かつ最良の特効薬であるジギタリス剤は、イギリスのシュロプシャーの老農婦が、重い「むくみ」を患った人に使って著効を奏したキツネノテブクロという植物に含まれる成分である。局所麻酔に使われるコカインも、南米のインディオ達が「噛むと疲労がとれ忍耐力が強化され、気分が爽快になった」という、コカの葉から抽出されたものである。

現代医学で、トランキライザー（精神安定剤）として、また、高血圧の治療薬として用いられているレセルピンも、インドで「月の病」すなわち精神病の特効薬として、またヘビに噛まれたりサソリに刺されたりしたときに解毒剤として用いられたインド蛇木（Rauwolfia Serpentina）の根から抽出されたものである。

数千年にわたって、あらゆる戦争やペスト、ハンセン病、梅毒などの疾病で死ぬ人より、はるかに多くの人々の生命を奪ってきたマラリア（かのアレキサンダー大王も、マラリアで死亡した）は、蚊が媒介する原生動物によって起こる。その原因についてては、以前は知られてなく、沼地から発散する悪い物質が原因ではないかということで、イタリア人のトルッティが、Mal（悪い）＋Aria（空気）でMalaria（マラリア）という新語を作った。

このマラリアの特効薬キニーネも、1630年、アンデス山脈の東側で偶然1本の樹（キナ）の皮がマラリアに効くことの発見が契機になって作られたものだ。のち1820年になって、フランスのペルティーとキャンバントー両博士が、キナの樹皮の中からマラリアに有効であるアルカロイドを抽出し、キナの名にちなんで「キニーネ」と名付けた。

現在、散瞳薬《さんどうやく》として、また喘息の薬として用いられるエフェドリンも、中国の伝説上の帝王である神農時代から、「血圧を上げ、発汗を促し、血の巡りをよくし、咳にも効く」植物として用いてきたといわれる麻黄から、日本の長井長義博士が発見したものである。

他にも、現在使われている優秀な医薬のうち、民間の薬草にヒントを得て発見され、今日に至っているものも多い。

漢方でも、4000年も前から、主に植物を使った「生薬」を用いて薬とし、種々の病気を治してきた。

ヒステリーや小児のひきつけ、てんかん、激しい咳などに用いられる「甘麦大棗《かんばくたいそう》湯《とう》」は、マメ科の甘草《かんぞう》、小麦、大棗（ナツメ）という、何の変哲もない植物性の食物から成っているし、腹痛や下肢痛の特効薬の「芍薬《しゃくやく》甘草湯」も、ボタン科の植物である芍薬の根と甘草からできている。

「草」そのもの、またはそれを改良して栽培したものが野菜であることを考えれば、野菜には野草に比べて劣る点もあるとはいえ、かなりの「薬効」がある、といってよい。

野菜の「ファイトケミカル」が病気を治す

野菜は、ビタミン（約30種存在）やミネラル（約100種存在）を含有しているのが特徴で、それらの不足からくる病気や体調不良（図表6、7）に対して、野菜を食べることによりそれを改善できる、と一般的には考えられている。

野菜に含まれるビタミンやミネラルの健康効果、病気の予防・改善効果は、甚大なものがあるが、これまで述べたジギタリス、コカイン、レセルピン、キニーネ等々や、漢方薬に含まれる「薬効成分」はビタミンやミネラルではなく、ファイトケミカル

食　　材
カブ、カボチャ、ニンジン、キャベツ、セロリ、レタス、トウガラシ（カロチン）、海藻類、アボカド、カキ（柿）、スモモ、パパイヤ、ミカン、アナゴ、イワシ、ウナギ、カツオ、コイ、サンマ、スズキ、タラ、ドジョウ、ハモ、ウニ、鶏肉、鶏卵、牛乳、チーズ、ココア、チョコレート、ヨーグルト
キノコ類、イワシ、カレイ、サンマ、スズキ、タラ、ドジョウ、ヒラメ
カボチャ、ホウレンソウ、パセリ、海藻類、コメ（玄米）、ダイズ、ゴマ、ピーナッツ、アボカド、ブドウ、ミカン、クルミ、アナゴ、イワシ、ウナギ、サケ、サンマ、イカ、植物油、ココア、チョコレート、豆腐
キャベツ、ホウレンソウ、ダイズ、カキ（葉）、納豆
カブ（葉）、ニンニク、ピーマン、ハクサイ（ぬか漬けにすると増える）、シソ、セロリ、タマネギ、トウガラシ、レタス、サツマイモ、サトイモ、コメ（玄米）、コムギ（胚芽）、ソバ、ダイズ、海藻類、キノコ類、イチジク、スイカ、パイナップル、バナナ、ビワ（葉・種）、ブドウ、メロン、ウナギ、カレイ、コイ、ドジョウ、ヒラメ、アワビ、ウニ、タコ、豚肉、牛乳、チーズ、鶏卵、黒砂糖、ハチミツ、ラッキョウ、豆腐、ココア、チョコレート、ビール
カブ（葉）、ネギ、ピーマン、シソ、セロリ、タマネギ、トウガラシ、ハクサイ（ぬか漬けにすると増える）、レタス、サトイモ、ダイズ、海藻類、キノコ類（マツタケ）、コメ（玄米）、コムギ（胚芽）、ソバ、イチジク、スイカ、パイナップル、バナナ、ブドウ、メロン、イワシ、カツオ、カレイ、コイ、サケ、サバ、タイ、ドジョウ、ヒラメ、アサリ、アワビ、ウニ、シジミ、タコ、牛肉、牛乳、チーズ、鶏卵、黒砂糖、ハチミツ、ココア、チョコレート、ヨーグルト、豆腐、納豆
ネギ、コメ（玄米）、コムギ（胚芽）、ピーナッツ、ブドウ、アジ、イワシ、カツオ、サバ、マグロ、酵母、レバー
ジャガイモ、緑葉野菜、コメ（玄米）、コムギ（胚芽）、豆類、ピーナッツ、鶏卵、ロイヤルゼリー、レバー、ビール
キャベツ、ピーマン、ニンジン、海藻類、コムギ（胚芽）、ダイズ、ピーナッツ、バナナ、イワシ、カツオ、サケ、サンマ、マグロ、魚肉、牛乳、納豆、レバー、酵母
海藻類、コムギ（胚芽）、カツオ、サンマ、アサリ、カキ（牡蠣）、シジミ、醤油、味噌、レバー、酵母
ウメ、サクランボ、モモ、ビワ（種・葉）、リンゴやアンズ（種子）、モヤシ、ソバ、アワ
緑葉野菜、コムギ（胚芽）、豆類、ソバ、種子、ビール、レバー
カブ（葉）、キャベツ、ダイコン、トマト、ネギ、ピーマン、ホウレンソウ、レンコン、キュウリ、シソ、セロリ、タマネギ、トウガラシ、ナス、ハクサイ、パセリ、レタス、サツマイモ、ジャガイモ、海藻類、アボカド、イチゴ、イチジク、カキ（柿）、キーウィフルーツ、グレープフルーツ、スイカ、パイナップル、バナナ、パパイヤ、ブドウ、ミカン、メロン、リンゴ、レモン、カキ（牡蠣）、緑茶
トマト、ピーマン、ナス、ミカン、レモン、ソバ
キャベツ、セロリ、パセリ、アオノリ、アスパラガス、鶏卵、牛乳

図表6　野菜、その他の食材に含まれるビタミン類

ビタミン		主な作用・効能	欠乏症状・病気
脂溶性ビタミン	ビタミンA	成長、皮膚粘膜・視力・免疫などの働きに関与する	成長不良、乾燥肌、視力低下、免疫低下
	ビタミンD	骨・歯の代謝	くる病、骨粗しょう症
	ビタミンE	老化予防、抗動脈硬化、生殖	不妊、老化、動脈硬化
	ビタミンK	止血、肝機能	出血、肝機能低下
水溶性ビタミン	ビタミンB_1	炭水化物（糖）の代謝	脚気、疲労
	ビタミンB_2	解毒	口内炎、舌炎、肌荒れ、肝臓病
	ビタミンB_3（ニコチン酸）	糖・脂質代謝	ペラグラ（皮脂炎、口内炎、下痢）
	ビタミンB_5（パントテン酸）	体内のすべての代謝に関与	白髪、神経疲労、手足のしびれ
	ビタミンB_6（ピリドキシン）	タンパク代謝	貧血、皮膚病、神経炎、早老
	ビタミンB_{12}（コバラシン）	核酸の合成、タンパク代謝	悪性貧血、疲労、無気力
	ビタミンB_{17}（アミグダリン）	抗ガン作用	ガン
	コリン	抗脂肪肝、神経機能	脂肪肝、胆石
	ビタミンC	膠原繊維の合成、免疫力増強	出血、感染
	ビタミンP	ビタミンCの働き強化	出血、潰瘍
	ビタミンU（キャバジン）	組織の新生、解毒、強肝	潰瘍、肝臓病

食　　材
キャベツ、トマト、ホウレンソウ、レタス、海藻類、塩
キャベツ、パセリ、ジャガイモ、塩
カブ、キャベツ、トマト、ニンジン、ネギ、ホウレンソウ、シソ、ハクサイ、パセリ、レタス、ダイズ、海藻類、イチジク、スモモ、バナナ、ブドウ、ミカン、ゴマ、アユ、イワシ、カレイ、コイ、シラス、ソバ、黒砂糖、ハチミツ、ココア、チョコレート、ビール、ヨーグルト、豆腐
ゴボウ、ニンジン、ネギ、ホウレンソウ、キュウリ、シソ、タマネギ、パセリ、レタス、ジャガイモ、海藻類、ミカン、ウニ（リン脂質）、牛乳、チーズ、鶏卵
ダイコン、トマト、ホウレンソウ、セロリ、レタス、海藻類、コメ（玄米）、コムギ（胚芽）、ブドウ、アユ、牛乳、チーズ、ココア、チョコレート、ビール
カブ、トマト、ニンジン（琥珀酸カリウム塩）、ホウレンソウ、キュウリ、パセリ、レタス、サツマイモ、ジャガイモ、海藻類、キノコ類、コメ（玄米）、カキ（柿）、スイカ、スモモ、バナナ、ブドウ、ミカン、メロン、黒砂糖、ハチミツ、豆腐、ココア、チョコレート、ビール
カブ、キャベツ、ダイコン、ホウレンソウ、レンコン、シソ、セロリ、ハクサイ、パセリ、レタス、海藻類、コメ（玄米）、コムギ（胚芽）、ソバ、イチゴ、スモモ、ブドウ、ゴマ、イワシ、カツオ、コイ、サバ、ドジョウ、アサリ、アワビ、カニ、カキ（牡蠣）、シジミ、牛肉、牛乳、チーズ、黒砂糖、ハチミツ、豆腐、ココア、チョコレート、赤ワイン
コメ（玄米）、コムギ（胚芽）、ゴマ、キーウィフルーツ、イカ、カキ（牡蠣）
キャベツ、ニンジン、タマネギ、パセリ、ジャガイモ、
キャベツ、ホウレンソウ、海藻類、ダイズ、イワシ、カツオ、サバ、カキ（牡蠣）
ホウレンソウ、キャベツ、コメ（玄米）、コムギ（胚芽）、ゴマ、アユ、アサリ、イカ、カニ、カキ（牡蠣）、タコ、鶏卵、黒砂糖、ハチミツ、豆腐、ココア、チョコレート
ニンジン、ニンニク、ヒマワリの種、チーズ、自然塩、芝エビ、煮干し、抹茶、ゼラチン
ネギ、ホウレンソウ、海藻類、アユ、カキ（牡蠣）、牛乳、チーズ、ヨーグルト
緑葉野菜、サヤインゲン、モヤシ、干しヒジキ、カキ（牡蠣）、ハマグリ、ズワイガニ、牛乳、納豆、レバー
海藻類、シイタケ、コメ（玄米）、コムギ（胚芽）、ソバ、アナゴ、ホタテ、牛肉、鶏肉、黒砂糖、レバー、ザーサイ
野菜全般、海藻類、シイタケ、イワシ、カツオ、カレイ、ワカサギ、ホタテ、自然塩
キュウリ、タマネギ、ニンジン、ピーマン、ホウレンソウ、コメ（玄米）、ピーナッツ、イチゴ、ブドウ、リンゴ、ホタテ

図表7　野菜、その他の食材に含まれるミネラル類（土の中の成分＝金属元素）

ミネラル	主な作用・効能	欠乏症状・病気
ナトリウム（Na）	浸透圧、酸・アルカリの調節	低血圧、労働意欲低下、疲労
塩素（Cl）	浸透圧、酸・アルカリの調節	消化障害
カルシウム（Ca）	骨・歯・神経・筋肉の働き調節	骨粗しょう症、不眠、過敏、頻脈
リン（P）	骨・神経・核酸の成分	骨粗しょう症、脳神経の働き低下
マグネシウム（Mg）	タンパクの合成、鎮静作用	精神不安定、心臓発作
カリウム（K）	酸・アルカリの調節、利尿作用	筋力低下、心臓障害、低血糖
鉄（Fe）	血色素の合成、細胞性免疫に関与	貧血、免疫力低下
銅（Cu）	造血作用	貧血、白血球減少、白髪
イオウ（S）	アミノ酸の合成	脱毛、湿疹、シミ
ヨード（I）	甲状腺ホルモンの原料	貧血、知的障害、成長不良
亜鉛（Zn）	核酸・タンパクの合成、酵素の成分	成長不良、精力低下、味・嗅覚低下
フッ素（F）	骨・歯の生理に関与	虫歯
マンガン（Mn）	生殖機能、乳腺の機能	糖尿病、精力低下、消化障害
コバルト（Co）	ビタミンB_{12}の構成成分	悪性貧血
クローム（Cr）	インスリンと協同作用	糖尿病、コレステロール上昇
セレン（Se）	抗酸化	早老、肝障害、発ガン
ケイ素（Si）	皮膚・毛・骨・歯の生理作用	脱毛、シワ、爪の虚弱化

(phyto＝植物の、chemical＝化学物質）の一種と考えてよい。

ファイトケミカルは「植物が生産する非栄養成分」で、実に3000種以上存在するとされている。**最近よく話題にされるポリフェノールやカロチノイド、リコピンなどもこのファイトケミカルの一種である。**

ポリフェノールは、植物の葉、茎、樹皮、花、果皮、種子に含まれ、植物が作り出す色素や防御成分の総称である。

ポリフェノールのうち、フラボノイドとアントシアニンは色素成分で、フラボノイドが「黄〜橙」、アントシアニンが「青〜赤」の色をしている。

カテキンは無色であるが、熱や酸素が加わると、重合して「タンニン」という苦くて渋い物質に変わり、褐色に変化する。

リンゴやモモ、バナナなどの皮をむくと変色するのはこのカテキンのせいで、葉や未熟な果実を虫や小鳥などの小動物から守る働きがある。

ポリフェノールとは違った構造式をもつものにカロチノイドがある。ニンジンのカロチンやトマトのリコピンなどで、もちろんファイトケミカルの一種だ。

最近よく耳にするイソフラボン、ダイゼイン、サポニン、レスベラトロール、ケルセチン、ルチン、アピン、MMSCなどもすべてファイトケミカルと考えてよい。

つまり、**体によいといわれるお茶、赤ワイン、ココア、そば、リンゴなどの薬効成分がみんな、ファイトケミカルなのである。**

植物は生きてから死ぬまで同じ場所にとどまり、害虫や有毒物質、紫外線など、有害物にさらされたり、攻撃を受けたりしても、逃げも隠れもできない。

そのため、体内に入ってきた有害物をみずから解毒・除去する力が備わっているわけだ。

その主役を演じるのが、こうしたファイトケミカルによる抗酸化（活性酸素除去）作用なのである。

ファイトケミカルは、人体に入ってきても同様に抗酸化作用を発揮し、人体内の有毒物を解毒・浄化してくれるし、セロリやナスに含まれるアピン、お茶の中のルチン、キャベツに含まれるMMSCなどのフラボノイドは、白血球の働きを高め、TNF（Tumor Necrosis Factor＝腫瘍壊死因子）などのサイトカイン（白血球の生理活性物質）の分泌を高めて、免疫力を高めてくれる。

本著の中で述べる各野菜の薬効も、このファイトケミカルに負うところが大と考えてよい。

この野菜の隠れた効能

カブ

胃腸にやさしい「春の七草」

〔蕪〕Turnip

◎旬＝冬～春　◎効能＝胃酸過多の改善、骨・歯の強化、しもやけの改善

地中海原産のアブラナ科の植物で、別名「カブラ」「カブラナ」「アオナ」「スズナ」。春の七草のひとつで、『古事記』にも記載されていて、持統《じとう》天皇（7世紀）の時代には、すでに栽培されていたという。

根の部分は淡色野菜、葉の部分は緑黄色野菜に分類される。根には炭水化物の消化を促す酵素のジアスターゼやアミラーゼを含むので、食べすぎ、飲みすぎによる胃腸の不調を整えるのに有効。昔から正月の7日には春の七草を使った七草粥を食べる習慣があるが、これは正月の飲みすぎ、食べすぎで疲れた胃腸を快癒させようという昔の人の知恵だったのだろう。

カブの葉には、ビタミンA（カロチン）・B_1・B_2・Cなどのビタミン類が存分に含

まれているが、特に**ビタミンCは、カブ100g中に75㎎も含有していて、オレンジやトマトの約3倍にも当たる。**また、カルシウム、鉄、カリウムなどのミネラルも多量に含まれていて、特にカルシウムの含有量は、すべての野菜の中で最も多く、カブ100g中230㎎にも及ぶ。そのため、葉はゆでておひたしや浅漬けにしたり、味噌汁の具などにして毎日食べると、歯・骨を丈夫にし、イライラや不安、不眠、自律神経失調症などの予防・改善にもつながる。

さらに、**カブにはグルコシノレートという強力な抗ガン物質が含まれている**ことも、特筆すべき点だ。よって、ニンジン、リンゴで作る生ジュースに、カブの葉50～100gを加えて作るのもよい。

あまり知られてはいないが、カブの種子もいろいろな使い方がある。すりつぶして、朝と夕方、顔に塗ると美肌効果がある。また、円形脱毛症には、種子をすりつぶしたものに少量の酢を混ぜ、患部にこすりつけてマッサージするとよい。また、種子油を少量ずつ服用すると、眼精疲労や老人性白内障の予防・改善にも効果があるとされている。

【民間療法】

▼胃腸の不調や痛み……根をすりおろした汁、大さじ2〜3杯を飲む。

▼しもやけ・ひび・あかぎれ……根をすりおろしてガーゼに包み、患部に当てる。

▼胃酸過多……ニンジン・リンゴ・カブの葉の生ジュース（245頁参照）を飲む。

▼吹き出物・乳腺炎……カブの葉に少量の塩をふって軽くもみ、患部に貼る。

カボチャ

冬場のカロチン補給に「冬至の日の食べ物」

〔南瓜〕Pumpkin/Squash

◎旬＝夏　◎効能＝脳卒中・風邪の予防、活性酸素の除去

中央アメリカ原産のウリ科の植物。日本へは16世紀頃、ポルトガル船が豊後《ぶんご》（大分県）に漂着した時に持ち込まれたもので、カンボジアから持ち込まれたため、「カボチャ」の名が付いたとされている。別名「ナンキン」「トウナス」「ボウブラ」とも。

カボチャに関することわざは多く、「カボチャと亭主は当たり外《はず》れがある」などは、男性側としては「亭主」のところを「女房」と置き換えたいところ。カボチャは皮が

硬く、たたいてみて重い音がするものが良質で味もよい、とされているが「カボチャはたたいてみても気が知れぬ」などともいわれる。カボチャも人間の世界も同じようなものかもしれない。

「冬至カボチャを食べると中風（脳卒中）にかからぬ」というのには一理ありそうだ。保存がきくカボチャ（冬至カボチャ）は、昔から冬期のビタミンAの補給源として用いられてきたからである。黄色の果肉に豊富に含まれるビタミンA（カロチン）は、血管壁や皮膚・粘膜を強化し、美容や動脈硬化、トリ目、眼精疲労、風邪や肺炎など感染症の予防・改善に効果的だ。

また**カボチャのビタミンE含有量は野菜の中ではトップクラス**だが、このEとβ－カロチンは、ガンをはじめとする万病の一因とされる活性酸素を除去する作用にすぐれている。カボチャは長期保存ができ、ファイトケミカルがいっぱいの皮まで食べられる、超健康野菜のひとつなのだ。

甘みがあるので、含有カロリーが心配なところだが、１００ｇあたり73キロカロリーと、意外と低カロリーなのである。

ちなみに「わた」の部分は、カロチン含有量が果肉の約5倍もあるので、煮物やスープに入れるなどして、大いに用いたい。また、「わた」同様捨ててしまいがちな種子は、漢方では「南瓜仁《ナンカニン》」と呼ばれ、回虫やギョウ虫の駆虫薬として古くから使われてきた。さらに種子にはリノール酸が多く含まれており、常食すると動脈硬化の予防・改善に有効だ。フライパンで炒ると消化もよくなり、食べやすくなる。

【民間療法】

▼**咳や痰**……種子20粒ほどをフライパンで炒って食べる。

▼**回虫・ギョウ虫**……種子30粒ほどをフライパンで炒って食べる。または種子を粉末にして、約10gを1日1～2回空腹時に服用する。

▼**化膿性皮膚病**……種子をすりつぶしたものをガーゼに塗り、患部に貼る。

▼**むくみ**……種子30gをよく洗い、天日や電子レンジで十分乾燥させたら、金槌で砕いて殻と仁《じん》を分ける。これを一緒に600ccの水を張った鍋に入れて半量になるまで煎じ、1日3回に分けて温服する。

キャベツ

潰瘍に効果がある「貧乏人の医者」

Cabbage

◎旬＝春・秋　◎効能＝胃・十二指腸潰瘍・肝臓病・ガンの予防・改善、去痰

地中海沿岸地方原産のアブラナ科の越年生草本植物。古代ギリシャ、ローマ時代から栽培されており、日本には江戸時代にオランダから観賞用として持ち込まれ、「葉牡丹」と呼ばれていた。ヨーロッパでは「貧乏人の医者」という別名があるほどで、古代ローマの政治家、大カトー（前２３４頃〜１４９頃）は「ローマ人が何世紀もの間、医者なしでやってこられたのは、キャベツのおかげである」といっている。ピタゴラスは「キャベツは元気をつけ、気分を落ち着かせてくれる」といい、医聖ヒポクラテスも「腹痛と赤痢の特効薬」としたとされている。

事実、**淡色野菜の中では最もビタミンやミネラルを豊富に含んでいる。**

薬効のあるビタミンとしては、A（免疫力増強）、B群（疲労回復）、C（免疫力増強、抗ガン作用）、K（止血作用）があり、同じくミネラルとしては、塩素、カルシウム、ナトリウム、鉄、イオウ、ヨードがある。

特にイオウと塩素は、強力な胃腸洗浄作用を発揮するので、多量にキャベツを食べるとイオウの臭いがするガスを発生する。これは腸内の老廃物が分解・浄化されているため。また、この塩素やイオウは呼吸器の浄化・清掃をするため、風邪や気管支炎の時の痰切り（去痰）に役立つ。

また、キャベツ汁には、大腸や乳房などのガン細胞の分裂・増殖を抑えるスルフォラファンやインドール化合物が存在するという報告も多く発表されている。

キャベツで特筆すべきことは、**潰瘍の特効薬であるビタミンU（ulcer＝潰瘍の頭文字）を含むことだ。**

これは1948年、米国スタンフォード大学外科学のチェイニー教授が、難治性の胃潰瘍患者に、ヨーロッパの胃潰瘍に対する民間療法であるキャベツ汁を飲ませたところ、全員が治癒したところから発見されたビタミンである。ビタミンUはメチルメチオニンというアミノ酸の一種で、タンパク質の合成を促し、胃・十二指腸潰瘍で傷ついた粘膜を修復する他、肝機能強化にも役立つ。なお、こうした効果は加熱すると失われていくので、なるべく生食することが望ましい。

【民間療法】

▼胃炎・胃潰瘍・肝臓病・ガン・気管支炎……ニンジン・リンゴ・キャベツの生ジュース（２４５頁参照）を毎日飲む。

▼筋肉痛・関節痛・神経痛・痛風……アイロンでキャベツの葉をしぼませ、それを患部に当てておくと痛みが軽減（フランスの植物療法家、Ｍ・メッセゲ氏による）。

▼腎虚《じんきょ》（足腰の痛み・しびれ・目や耳の老化・インポテンツ）……キャベツの味噌汁を毎日飲む。加熱することで、ビタミンＣやＵは壊れるが、アリルスルフィドという物質が作られ、甘みを増すうえに滋養強壮作用を発揮する。

キュウリ

皮膚や髪の健康に「浅漬けの定番」

〔胡瓜〕cucumber

◎旬＝夏　◎効能＝むくみ・高血圧・腎臓病・暑気あたりの改善、脱毛予防

インド、ヒマラヤ山麓原産のウリ科の一年生つる植物。世界的に普及した野菜のひとつで、インドでは３０００年も前から栽培され、日本には10世紀頃に渡来してきた。

スイカやキュウリなどのウリ科の植物には、カリウムやイソクエルシトリンという利尿作用の強力な成分が含まれているため、利尿の必要な病気である高血圧、心臓病、腎臓病、肥満症などに用いると大変効果がある。

ただし、キュウリは南方産で、体を冷やす陰性食品である。暑がりの陽性体質の人が前記の症状を患っている時に利用すると効果はてきめんだが、冷え性の人にはかえって逆効果になることがある。

そのため、冷え性の人はぬか漬けや浅漬けにするなど、塩を加えて陽性に変えてから食べる工夫が必要。半面、この体を冷やす性質は、ほてり、暑気あたり、日焼け、やけどに用いると効果的。

栄養素としては、ビタミンC、カリウム以外はほとんど期待できない、というのが一般論だが、**皮膚や毛髪の健康に不可欠な成分であるケイ素が含有されている**ことはあまり知られていない。

また、キュウリの苦味成分は、ククルビタミンA・B・C・Dという4種類の物質で、このうちククルビタミンCには抗ガン作用が、ククルビタミンBには強肝作用があることが証明されている。

【民間療法】

▼**二日酔い**……コップ1/2～1杯の生汁を飲む。

▼**やけど・打ち身**……すりおろしたキュウリに小麦粉を加えて練り、ガーゼか布に塗ったものを患部に当てて湿布するか、キュウリを薄切りにしたものを、直接患部に貼る。

▼**むくみ・高血圧・心臓病・腎臓病**……**ニンジン・リンゴ・キュウリの生ジュース②**（245頁参照）を朝食代わりにゆっくり飲む。

▼**むくみ**……2本のキュウリを輪切りにしたものに、小豆50gを加え、600ccの水を張った鍋に入れて、半量になるまで煎じた汁を、1日2～3回に分けて飲む。

▼**脱毛・爪の発育不良**……**ニンジン・キュウリ・ピーマンの生ジュース**（246頁参照）を朝食代わりに飲む。

▼**肝臓病・黄疸**……キュウリの皮200gと水コップ2杯（360cc）を鍋に入れ、弱火で半量になるまで煎じたものを、1日3回に分けて温服する。

ゴボウ

食物繊維が豊富な「腸の掃除屋」

〔牛蒡〕Edible Burdock

◎旬＝冬〜春　◎効能＝大腸ガン予防、抗高脂血症、抗糖尿病、強壮・強精作用

ヨーロッパからアジアの熱帯地域原産のキク科の越年生草本。中国では最初、薬草として用いられ、日本へも千数百年前に薬草として伝えられた。平安時代から食用になったが、ゴボウを食用にするのは、世界で日本人のみ。第二次世界大戦に日本の捕虜収容所で、外国人の捕虜にゴボウのおかずを与えたことが、後に「木の根を食べさせて虐待した」と問題になったという逸話もある。

主に炭水化物より成っているが、その中の**セルロースやリグニンなどの炭水化物（食物繊維）は腸のぜん動を刺激し、腸内の善玉菌の発育を助ける**ことなどにより、便通をよくする。その結果、コレステロール、中性脂肪、糖分、発ガン物質などの余剰物や有害物が大便と共に排泄され、高脂血症（→脳卒中、心筋梗塞）、糖尿病、大腸ガンなど、栄養過剰で起こる生活習慣病の予防・改善に役立ってくれる。

特に、切り口の褐色になった部分にできるリグニンには強力な大腸ガン予防効果が

あることがわかっている。

1697（元禄10）年に刊行された『本朝食鑑《ほんちょうしょっかん》』に「ゴボウは男性の強精剤である……」という内容があるが、これはゴボウに含まれるアルギニンによる滋養強壮効果だと思われる。東洋医学による「相似の理論」からすると、人間の下半身は植物の根に相似するので、ゴボウが下肢・腰の力をはじめ、泌尿生殖器の力を強化するのは当然である。俗に「ゴボウ5時間、ニンジン2時間、ヤマイモたちまち」といわれる理由もよくわかる。

また腎臓の働きを高め、利尿作用があることも、この理屈からよく理解できる。科学的にいうと、ゴボウに含まれる利尿成分はイヌリン（炭水化物）である。

フランスの植物療法家、M・メッセゲ氏はゴボウを薬草として用い「頭の皮膚病の草」と呼んでいる。ゴボウにはタンニンが含まれ、消炎作用や収斂《しゅうれん》作用を発揮するので、皮膚病の他、潰瘍ややけどに奏効する。また解毒作用や発汗作用にもすぐれ、にきびや発疹など、体内に老廃物が溜まって起こる病気にも効果がある。

【民間療法】

▼便秘・むくみ……キンピラゴボウを毎食食べる。

▼口内炎・切り傷・湿疹・虫刺され……煎じ汁（ゴボウ10gを刻み、コップ1杯の水で煎じて半量にする）を、冷まして使用。口内炎、歯茎の腫れには、「うがい薬」として、切り傷・湿疹・ジンマ疹・虫刺されにはガーゼにひたして「湿布薬」として用いる。

▼あせも・ジンマ疹……根を刻んで湯船に入れて入浴する。

▼ガン（特に大腸ガン）の予防、再発予防……ゴボウ100gを刻み、水500ccと黒砂糖適量を入れた鍋でドロドロになるまで煮つめたものを、1日2〜3回に分けて飲む。

▼痔……ゴボウの煎じ汁を冷ましたものを、ガーゼか脱脂綿に含ませ、患部に貼る。

サツマイモ

肺ガンを防ぐ「女性の好物」

〈薩摩芋〉Sweet Potato

◎旬＝秋　◎効能＝整腸、緩下作用、強壮作用、肺ガン予防中央アメリカ原産のヒルガオ科の植物。日本へは1698（元禄11）年、琉球の中山国王が種子島藩主、種子島久基の求めに応じて送ったことにより伝わったとされている。その後、飢餓の際の救荒《きゅうこう》食品として栽培が奨励され、全国に広まっていくが、その時の立役者が青木昆陽《あおきこんよう》（1698～1769年）であったのは有名な話。

漢方では、「補中益気《えっき》」「寛腸通便」の作用、つまり、胃腸の働きをよくして大腸の排泄をよくし、気力・体力をつける作用があるとしている。でんぷん、ショ糖、ブドウ糖、果糖などの糖質を多量に含み、ビタミンB_1やCにも富んでいる。特にCは甘夏なみに多く、100g中30mgも含まれ、しかも調理による損失が少ないという特徴がある。

米国国立ガン研究所は「**サツマイモ、カボチャ、ニンジンを毎日食べる人は、まったく食べない人に比べ肺ガン発生率が半分になる**」と発表しているが、サツマイモに含まれるβ－カロチンやプロテアーゼ阻害物質、糖脂質のガングリオシドの抗ガン効果によるものであろう。サツマイモの絞り汁を培養中の乳ガン細胞に加えたところ、ガンの増殖を90％以上阻止した、という研究報告もある。

サツマイモを輪切りにした時に出てくる白いネバネバした液は「ヤラピン」という樹脂を含む物質で、便通をよくする作用がある。

また、サツマイモにはセルロース（食物繊維）が多く含まれること、さらに「アマイド」という物質が腸内のビフィズス菌や乳酸菌の繁殖を促進してくれることが総合的に作用して、お通じがよくなる。

ミネラルでは、カリウムが多いので、塩（塩化ナトリウム）と一緒に食べると味が引き立つが、サツマイモを食べて胸焼けをする人は、塩を付けて皮ごと食べると、胸焼けを防げることが経験的に知られている。

蛇足ながら、サツマイモを食べると「おなら」が多く出て困ると忌避する人がいるが、これは腸内のビフィズス菌がサツマイモの食物繊維を食べた結果出す炭酸ガスで、肉食した時に出る腐敗臭を伴うガスとは異なり、腸内の状態が極めてよいことを表しているものなのである。

【民間療法】

▼風邪……黒焼きしたものを黒砂糖と共にお湯に入れて食べる。

▼**しもやけ**……サツマイモをすりおろしたものを患部に塗る。
▼**魚の骨、針など異物の誤飲**……ふかしイモ、または焼きイモを、あまり噛まないでたくさん食べる。
▼**二日酔いからくる吐き気・下痢**……イモ粥《がゆ》を作り、熱いうちに食べる。
▼**肝臓病**……煮たサツマイモを毎日食べる。
▼**便秘**……サツマイモをふかしたり、天ぷらにするなどして常食する。

サトイモ

消化吸収にすぐれる「山里の芋」
〔里芋〕Taro

◎旬＝秋　◎効能＝老人・病人の栄養補給、消化促進、健脳、気管支炎の予防・改善

熱帯アジア原産のサトイモ科の多年生草本。日本へは稲作が渡来する以前の縄文時代に、すでに中国から伝来していて、『万葉集』に出てくる「宇毛《うも》」がサトイモとされている。山里で一般的に栽培されているので「山芋」に対して「里芋」と命名されたようだ。江戸時代の『大和本草《やまとほんぞう》』には「湿地を好む。山中の農多く植えて糧として

飢を助けて甚民用《はなはだ》に利あり」とあり、サトイモが重要な救荒食品（食物が不足したときに食べる食物）であったことを示している。旧暦8月15日（中秋の名月）は、別名「芋名月《いもめいげつ》」で、ススキ、ハギ、オミナエシ、サトイモが供えられるが、元来はサトイモの初物を祝う収穫祭であったといわれている。

中国の明時代に書かれた薬学書である『本草綱目《ほんぞうこうもく》』には「生で食べると有害で、味のえぐい物は食べるべからず。魚と一緒に食べると甚だ気を下して中を整え、虚を補う」とある。

サトイモにはでんぷんが多く含まれ、そのエネルギー化を助けるビタミンB_1、脂肪の燃焼を助けるビタミンB_2の他、タンパク質も含まれ、消化・吸収もよく、老人、子供、病人の栄養補助に大変すぐれている。

また特有成分として、粘液質のムチンやガラクタンがある。ムチンは、タンパク質の消化促進、滋養強壮、潰瘍予防、解毒などの優れた作用がある。ガラクタンはガラクトースを成分とする多糖類で、脳細胞を活発にする働きがある。

『本草綱目』に、サトイモは「胃腸を寛《くつろ》げ、皮膚を充実させる……」とあるが、サトイモを常食すると胃腸の働きがよくなり、食欲を増し、便秘や下痢を改善し、肌も美しくなってくる。

イモは、田楽、塩ゆで、イモ汁に、葉柄《ようへい》（イモの茎）は汁の具、漬物などに利用できる。この葉柄は「ずいき」ともいわれ、皮をむいて乾燥させて保存食品として用いられてきた。

ちなみに、イモや葉柄の皮をむくと手がかゆくなるのは、シュウ酸カルシウムのためで、サトイモを食べた時の苦い味もこの物質のせいだ。サトイモによる皮膚のかゆみは、酢や塩、重曹を塗るとよくなる。

【民間療法】

▼**打ち身・捻挫・関節炎・おでき・乳腺炎**……サトイモをすりおろしたものに、その量の1／3量の小麦粉と少量のショウガ汁を加えて、患部に塗り、湿布する。

▼**気管支炎・肺炎**……胸の部分に前記のものを温湿布をする。

▼**痔・慢性気管支炎**……味噌汁の具として、毎食食べる。

▼（**毒**）**虫刺され**……ずいき（葉柄）をつぶして汁を塗る。

▼**便秘……**田楽、煮っころがしなどにして、常食する。

シソ

イライラや不眠に効く「刺身のつま」

〔紫蘇〕Perilla

◎旬＝夏　◎効能＝食中毒の改善、風邪の予防、気分の落ち込みの改善

中国南部、ヒマラヤ、ビルマ（ミャンマー）原産のシソ科の一年生草本。日本へは8〜9世紀に中国から伝わり、奈良時代にはすでに薬用、または食品香味料として重宝されていたし、薬膳料理に重用された。仏典には「お釈迦様は、弟子の僧侶が病気をすると、シソを治療に使った」と書かれている。

シソは普通刺身などの「つま」として用いられるが、βーカロチン、B_1・B_2・Cなどのビタミン、鉄、カルシウム、リンなどのミネラル、クロロフィルなどを多く含む立派な緑黄色野菜で、特に**βーカロチンとカルシウムの含有量は、野菜の中ではトップクラスである。**

シソに特徴的な成分は、あの独特の香りの成分であるペリルアルデヒド。防腐作用

（制菌作用）があり、魚やカニの中毒に対しては解毒剤として用いられる。刺身に添えられているのは、このためであろう。また、発汗、利尿、鎮咳《ちんがい》、去痰作用もあるので、風邪に用いても大変効果的だ。

さらに、神経を落ち着かせる作用もあるので、ノイローゼやうつ病、自律神経失調症に使われる漢方薬の「半夏厚朴湯《はんげこうぼくとう》」の主成分になっているのもうなずける。その他、シソの葉（蘇葉）を含有した漢方薬として、「神秘湯」（気管支喘息の薬）、「参蘇飲《じんそいん》」（風邪、発熱、頭痛、咳の薬）、「香蘇散《こうそさん》」（風邪、胃弱、うつの薬）などがあるが、シソのペリルアルデヒドの効能を考えれば、よく理解できる。

シソには他にリノール酸やα－リノレン酸などの不飽和脂肪酸が含まれていて、脳卒中や動脈硬化の予防、免疫力増強に効果のあることがわかってきた。

このα－リノレン酸は、体内でＥＰＡ（エイコサペンタエン酸）に変わり、消炎効果を発揮するので、アレルギー疾患（喘息、アトピー等）のある人は、シソの葉を味噌汁に入れたり天ぷらにするなど、多用するとよい。赤ジソの紫色の色素（シソニン）にも強力な抗酸化作用があり、万病の予防に役立つ。

さらに、シソの葉に含まれるルテオリンにも抗アレルギー効果がある。最近、シソの葉のエキスが入ったアトピー性皮膚炎用の塗り薬が市販されているが、このルテオリンの効能によるところが大きいと思われる。

刺身に添えられているシソの葉は必ず食べたほうがいい。

【民間療法】

▼風邪……10gのシソの葉とコップ1杯の水を鍋に入れ、半量になるまで煎じたものを、1日3回に分けて温服する。

▼風邪・気管支炎……**ショウガ湯**（240頁参照）に、火であぶって乾燥させたシソの葉2枚を刻んで入れたものを、1日2〜3回飲む。

▼魚・魚介の食中毒……シソの葉30g、細かく刻んだショウガ15gをコップ3杯（540cc）の水で半量になるまで煎じて飲む。

▼吐血……シソの葉5gと黒豆1合を約600ccの水で半量になるまで煎じたものを飲む。

▼イライラ・精神不安・不眠……シソの葉10gを火であぶって乾燥させてもみ砕き、

コップ1杯の水で半量になるまで煎じ、すりおろしたショウガ汁5～10滴を加えて飲む。

▼切り傷・水虫・発疹・アトピー性皮膚炎……水に浸した葉を手でよくもんで、傷口や患部に貼る。

▼冷え性・神経痛・生理不順・腰痛……シソの葉数枚を湯船に入れて入浴すると、保温効果が高まり、症状が改善する。

ジャガイモ

「健脾益気」「利水消腫」の健康食
〔馬鈴薯〕Potato

◎旬＝春・秋　◎効能＝美容、胃潰瘍・十二指腸潰瘍の予防

南米アンデス原産。ナス科の多年生草本。ジャガイモはドイツでは「貧乏人のパン」、フランスでは「大地のリンゴ」といわれ、重宝されているが、日本には1598（慶長3）年、オランダ人がジャワ（インドネシア）のジャカルタから長崎の平戸に持ち込んだため、「ジャガタライモ」から「ジャガイモ」となった。ただし本格的な食用は、

明治に欧米から新品種が導入されてからだ。

アイルランドではリウマチや座骨神経痛よけのまじないとして、ジャガイモをポケットに入れて持ち歩く習慣があったとされるが、漢方でも、打ち身や腫れ、関節炎による痛みに、ジャガイモの生汁と適量の小麦粉と酢を混ぜて湿布するという民間療法がある。

ジャガイモにはビタミンB群やC（加熱料理しても壊れにくい。ジャガイモのでんぷんが熱で糊化してCを包み込んで庇護するため）、パントテン酸、カリウム、イオウ、リン、塩素などのビタミン、ミネラルがバランスよく含まれている。

ビタミンCには解毒作用や細胞組織の再生機能の促進作用があり、イオウ、リン、塩素は殺菌、浄化作用や皮膚・粘膜の浄化・再生に有効なため、ジャガイモは美容食としても抗潰瘍食としても格好の食物になる。

また、抗ウイルス作用をもつプロテアーゼ阻害物質やクロロゲン酸には、発ガンを抑える作用があることがわかっている。

その他、パントテン酸は消化の促進、肉の中毒の解毒をし、カリウムは血圧を下げる効果があるので、肉類のつけ合わせにジャガイモは最適。漢方でも昔から、ジャガイモには「健脾益気《けんぴえっき》」（胃腸を強くし、気力・体力を増す）、「利水消腫《りすいしょうしゅ》」（排尿を促し、むくみをとる）などの効能があるとしている。

なお、ジャガイモの芽の部分にはソラニンという有害物質が含まれていて、食べると、めまいや腹痛などを起こすことがあるので、調理の際には取り除くことが必要だ。

【民間療法】

▼**胃潰瘍**……ジャガイモを厚さ1㎝ほどに切り、網で真っ黒になるまで焼いたものを1日に2～3枚食べる。または、皮をむいたジャガイモをすりおろしてガーゼで濾《こ》した生汁を、朝夕小さじ1杯ずつ飲む。

▼**軽いやけど**……ジャガイモの生汁を患部に塗る。

▼**痛風・座骨神経痛**……**ニンジン・リンゴ・セロリ・ジャガイモの生ジュース**（242頁参照）を毎日飲む。

▼**湿疹**……すりおろした生汁をガーゼに付けて患部に貼って湿布し、1日数回交換する。

ショウガ

体を温め、気力や免疫力アップ「万病の妙薬」
〔生姜〕Ginger

◎旬＝夏　◎効能＝万病（風邪、胃腸病、心臓病、高血圧、うつ病、肥満……）に効く

熱帯アジア原産の、ショウガ科の多年草。日本には稲作と共に弥生時代に渡来した。学名Zingiber officinaleのofficinaleは「薬用になる」という意味。私たちが用いている医療用漢方薬の70％以上にショウガが用いられていて、**「ショウガなしには漢方は成り立たない」**といわれるほどだ。漢方の原典というべき『傷寒論《しょうかんろん》』には「生姜は体内のすべての臓器を活性化させ、体を温める。代謝を調節し、体内の余分な体液（水毒）を取り除き、駆風（ガスを排出）し、消化を助ける…」とあるし、『本草綱目』（李時《りじ》珍《ちん》）には「生姜は百邪（万病）を防御する」とある。

英語のGingerをある辞書で引いたところ、「〔名詞〕ショウガ、意気、軒昂《けんこう》、元気。〔動詞〕ショウガで味付けする、活気づける、鼓舞する……」とある。例文として「There is no ginger in him.」という文章が掲載されており、「彼には気骨がない」と訳してある。言葉はその国の歴史や文化、習慣が入ってできることを考えると、イギリス人

もショウガの効能を知っていたことになる。

16世紀にペストが流行し、ロンドン市民の1／3もが次々と死んだ時「ショウガを食べていた人は死ななかった」ことがわかり、当時の王、ヘンリー8世が、ロンドン市長に命じて「市民はショウガをしっかり食べるように」と奨励して作らせたのが、今もイギリスで食べられているショウガパン（ginger bread）である。

ショウガの薬効は、辛味成分のジンゲロン、ジンゲロール、ショウガオールや、芳香成分のジンギベロールなどの総合作用により醸し出されている。

寿司には必ずショウガが添えてあるが、ジンゲロンやショウガオールには強力な殺菌作用があり、寿司ネタの魚介類による食あたりを防ぐ意味がある。また、寿司を食べすぎても案外胃腸を壊さないのは、ジンゲロンの健胃作用によるものと考えられる。

その他、ショウガの効能として、①発汗、解熱、去痰、保温作用 ②鎮痛作用 ③抗掻痒作用 ④鎮咳、鎮吐作用 ⑤だ液、胃液、胆汁の分泌亢進作用（消化促進）⑥抗潰瘍作用 ⑦腸管内輸送促進作用（消化不良、ガス＝腹部膨満時に効く）⑧強心作用 ⑨血圧低下（高血圧に対して）作用、血圧上昇（低血圧に対して）作用 ⑩

血栓予防　⑪うつ病の改善　⑫めまいの予防・改善　などが、科学的に確かめられている。その他、アポトーシス（ガン細胞の自殺）を促すことも明らかにされている。

　ショウガには「意気、軒昂、元気」の意味があることは前述したが、科学的にも、**副腎髄質《ふくじんずいしつ》を刺激して全身の細胞の新陳代謝を亢進させ、特に大脳や延髄の呼吸・循環中枢の働きを促して全身の機能を高め、気力、体力、免疫力を高める、という、まさに心身の万病の妙薬**なのである。

　食べすぎて、高脂血症、高血糖＝糖尿病、高尿酸血症（痛風）、高塩分血症＝高血圧、高体重（肥満）などの生活習慣病≒メタボリック・シンドロームで苦しんでいる日本人に対して「朝食をショウガ紅茶2杯、昼はそば、夕食は好きなものを何でも可」というダイエット法を提唱して、『プチ断食ダイエット』という本を出したところ、それを読んだ読者の方から「半年で20kgも痩せた」「血圧が下がった」「肌がキレイになった」「頑固な便秘が治った」「尿の出がよくなってむくみがとれた」……等々、喜びのお手紙を多数いただいた。ぜひ、後述の「ショウガ紅茶」を1日2杯以上飲む健康法をお試しいただきたい。

【民間療法】

▼**むくみ・肥満・冷え・風邪をはじめ、あらゆる体の不調に……ショウガ紅茶**（240頁参照）を1日2〜4杯飲む。

▼**魚や肉の中毒……**ショウガのおろし汁を、おちょこ1杯飲む。

▼**風邪・冷え性・貧血・低血圧・胃腸病……**親指大のショウガをすりおろし、急須か茶こしに入れて熱湯を注いで濾《こ》す。これを湯飲み茶碗7〜8分目の量まで入れ、適量のハチミツか黒砂糖を入れた**ショウガ湯**（240頁参照）を、1日2〜3回（2〜3杯）飲む。

▼**痛風・声がれ・精力低下・糖尿病・婦人病……ショウガ湯**（240頁参照）にすりおろしたレンコン約10gを入れ、1日2〜3回飲む。

▼**胃腸病（下痢・便秘・腹痛・腹鳴・吐き気など）・冷え性・風邪・気管支炎……梅《ばい》醤《しょう》番茶**（238頁参照）を1日1〜2回飲む。

▼**痛み・腹水・喘息・むくみ……ショウガ湿布**（237頁参照）をする。痛みがひどい時には、ショウガ湿布を1日2〜3回行う（痛みが軽い時には1回でよい）。こ

の鍋に作ったショウガ湯は温めなおして2～3回は使用できる。なお、このショウガ湿布をする前後1時間ほどは、入浴するとヒリヒリするので、注意が必要だ。

この湿布は前述の痛み・腹水・喘息・むくみの他、こり、婦人病、膀胱炎、胃腸病、気管支炎や肺炎、咳など、あらゆる病気に対して著しい効果を発揮する。ガンによる痛みでモルヒネも効かない患者にこのショウガ湿布を施すと、鎮痛効果のおかげでスヤスヤと眠ってしまう、ということもよく経験するほどだ。

また、アトピー性皮膚炎にこの湿布をすると、はじめはしみるものの、2～3日すると治癒が早くなる(ただし、かゆみや症状がひどくなるようなら中止すること)。手にアトピー症状が出ている場合には、40～42℃程度にしたショウガ湯の中に5分ほど手をつけても効果がある。

セロリ

Celery

血栓症予防の「オランダ三つ葉」

◎旬＝冬〜春　◎効能＝強壮・強精、貧血・肝臓病・血栓症・婦人病の予防・改善

地中海沿岸原産のセリ科の一年生または多年生草本。日本には、豊臣秀吉の朝鮮出兵（1592〜1598年）の際、加藤清正が朝鮮半島から持ち帰ったため、「清正ニンジン」の別名がある。その後、江戸時代にオランダ人が長崎に持ち込んだ西洋種は「オランダ三つ葉」と呼ばれていが、特有の香りが日本人には合わなかったようだ。

ヨーロッパでは古くから「薬草」として用いられていて、古代ギリシャの医者は万能薬（利尿剤、解熱剤、胃薬、睡眠剤など）として使用していた。ホメロスの長編叙事詩『イーリアス』の中にも「英雄アキレウスが、セロリを使って馬の病気を治した」と書いてある。医聖ヒポクラテスもまた「神経が疲れたならセロリを薬とせよ」といっている。確かに、香りの成分であるアピインに神経を鎮める効果があることがわかっている。

フランスには「男に対するセロリの効き目を知ったなら、女はセロリを探してパリ

から ローマまでも行くだろう」とか「セロリの効き目を一度知ると、男は庭いっぱいセロリを植えまくるだろう」という俗言があり、セロリの強壮・強精作用を示唆している。

セロリはビタミンA・B_1・B_2・Cの他、赤血球の栄養となるマグネシウムや鉄を多く含むので、貧血の改善、美肌づくり、生理不順や更年期障害にも効果的だ。

また、含有成分のメチオニンは、肝臓の働きを強化する。セロリ、パセリ、ニンジン、セリなどセリ科の植物には、血栓を溶かし、血液をサラサラにするピラジンが含まれているので、心筋梗塞や脳梗塞などの血栓症に悩まされている現代日本人は、セリ科の植物を十分に摂るべきである。

また、セロリにはすい臓の働きを促し、糖尿病の予防にも効果があることも明らかにされている。さらにセロリは、瘀血《おけつ》（血行不順）を改善し、婦人特有の、肩こり、頭痛、のぼせ、生理不順、更年期障害にも奏効する。

【民間療法】

▼脳血栓・心筋梗塞・肝臓病……ニンジン・リンゴ・セロリの生ジュース（243頁）

参照）を朝食代わりに毎日飲む。

▼生理不順・更年期障害・糖尿病……洗って葉先から約10㎝の長さに切ったセロリ10本を鍋に入れ、コップ3杯（540cc）の水を入れて半量になるまで煎じたものを、1日2回に分けて温服する。

ダイコン

健胃作用がある「春の七草」

〔大根〕Japanese Radish

◎旬＝冬　◎効能＝消化促進（胃痛・胃もたれ・二日酔い）、気管支炎の改善、ガン予防

コーカサスからパレスチナ原産のアブラナ科の一年生草本。学名Raphanus sativue L.のraphanusは、ギリシャ語のraphanos（容易に生える）からきているようだ。日本には、インド、中国、朝鮮半島を経て1200年以上も前に伝播《でんぱ》。『古事記』や『日本書紀』にも記載がある。

「春の七草」のスズシロはダイコンのこと。スズシロは「清白」（涼しいの意味）で、もともとは、女性の肌の美しさをいったものだ。貝原益軒《かいばらえきけん》が、かの有名な『養生訓』

の中で「(ダイコンは)野菜の中で最上のものであるので、毎食食べるのがよい」と述べているが、『本朝食鑑』にも「ダイコンには能《よ》く穀を消し(消化し、の意)、痰を除き、吐血、鼻血を止め、めん類の毒を制し、魚肉の毒、酒毒、豆腐の毒を制する」とある。

ダイコンは、**デンプン分解酵素のジアスターゼ、タンパク分解酵素のステアーゼをはじめ、オキシダーゼ、カタラーゼなどの酵素類やビタミンCを多量に含んでいるため、健胃作用があり、食中毒や二日酔いに大変効果的**である。

特にオキシダーゼは、こげた魚にできる発ガン物質のベンツピレンを分解するため、胃ガン予防に役立つ。焼き魚に添えてあるゆえんである。またダイコンの辛味は、配糖体のシニグリンが分解されてイソ硫化シアンアリルができたためのもので、胃液の分泌を高め、消化を促し、便通をよくする作用がある。

さらに、ダイコンは鉄とマグネシウムの含有量が多く、粘膜の病気を癒す作用もあるので、風邪、気管支炎の咳止めや去痰などに奏効する。食物繊維のリグニンが種々のガン細胞の発生を抑制することもわかっている。

外観が白く、水分を多く含んでいる生のダイコンは、根も葉も含め体を冷やす作用があるが、天日で干した切り干しダイコン、おでんなど煮物にしたダイコン、干したダイコンを三杯酢に漬けたハリハリ漬けなど、外観の色が濃くなっているものには、強力な保温効果がある。

【民間療法】

▼**食べすぎ・二日酔い……**茶碗1杯のダイコンおろしを、噛みながら食べる。

▼**咳・痰・喉の痛みを伴う風邪……**コップ1／3ほどのダイコンおろしにショウガ汁を10～15滴絞り入れ、熱湯を加えて、1日2～3回、温飲する。

▼**鼻血……**ダイコン汁を脱脂綿に付けて鼻の中に塗る。

▼**咳・痰・声がれ……**約50ccのおろし汁にハチミツや黒砂糖を適量加えて飲む。

▼**扁桃腺炎・虫歯・打ち身・かゆみ……**おろし汁を患部に塗布すると痛みやかゆみが軽減する。

▼**冷え性・婦人病・貧血・神経痛……**干した葉（乾燥させたダイコンの葉）を湯船に入れて入浴する。

▼痔……排便後（洗浄機でよく洗う）や風呂上がりなど、1日2～4回、ダイコン汁にひたしたガーゼを患部に当て、痔パッド（薬局で購入できる）で押さえる。

タマネギ

血糖値を下げる「疫病よけのお守り」

〔玉葱〕Onion

◎旬＝春・秋　◎効能＝強壮・強精・高血圧・血栓症の予防・改善

アフガニスタンからペルシャ（イラン）にかけての原産。ユリ科の越年生草本。ヨーロッパでは、4000年以上も前から栽培されていて、古代ギリシャの歴史家ヘロドトスも「古代エジプトのピラミッドの建設に従事した奴隷にタマネギとニンニクを食べさせて、仕事の効率を上げた」と書いている。

ニラ、ニンニク、ネギと同じくアリウム属の野菜であるタマネギには、駆虫、殺菌、防腐、発汗、利尿、解毒作用があることがわかっている。こうした作用の主役は、含有成分のイオウ、リンなどのミネラルだが、イオウを含んだ硫化アリルは、その中心的働きをしている。特に、タマネギを包丁で切った時に涙を出させる成分として有名なチオスルフィネートには、血栓予防や、抗ヒスタミン作用（アレルギーに効く）がある。他に、血液中の善玉コレステロールを増やし、悪玉コレステロールを減少させる作用があることも科学的に証明されている。

ビタミンとしてはB_1・B_2・Cを多く含み、特にCは、ファイトケミカルのケルセチンと協同して、血管をしなやかに、かつ丈夫にして、脳血栓、心筋梗塞、高血圧などの血管病の予防・改善に役立つ。

タマネギの含有成分として特筆すべきは、グルコキニンで、強力な血糖降下作用を有している。また、鎮静作用もあり、生のタマネギを切って枕元に置くとよく眠れることが、経験的に知られている。イギリスには「1日1個のタマネギは医者を遠ざける」ということわざもあり、台所や病室にはタマネギを置いて「疫病よけのお守り」のように用いてきたが、タマネギの香気（硫化アリルなど）には殺菌作用があることが、フランスの有名な医学者パスツールなどによって確かめられている。

欧米では、ボクサーや競輪選手など、体力の消耗の激しい人たちはタマネギを常食するが、これは硫化アリルがビタミンB_1の吸収と利用効率を上げ、体力・気力を高めてくれるからであろう。また**タマネギの薄皮に多いケルセチン（フラボノイド）には、抗酸化作用と抗動脈硬化作用があり、高血圧やガンを防ぐ作用のある**ことが明らかにされている。

タマネギやニラ、ニンニク、ネギを食べると口臭がするが、梅干しやパセリ、リンゴなどを食べると、その臭みがかなり少なくなるはずである。

【民間療法】

▼高血圧・動脈硬化・血栓症……タマネギの赤褐色の薄皮10gをコップ1杯の水で半量まで煎じたものを毎日飲む。

▼糖尿病・倦怠感……タマネギ、ダイコンをスライスしたものにワカメを加えたサラダを作り、醤油味のドレッシングをかけて食べる。

▼不眠症……タマネギ2個を刻んで皿などにのせ、枕元に置いて寝る。

▼風邪（発熱）……刻んだタマネギ1／3個分を茶碗に入れ、適量の味噌を加えて、熱湯を注ぎ入れて溶かす。これを飲んですぐに寝ると発汗して解熱する。

▼筋肉痛・関節痛……同量のタマネギ、ダイコン、ショウガのすりおろしをガーゼに

塗り、痛む部分に貼る。乾いたら取り替える。

トウガラシ

食欲を増進させる「アマゾン生まれ」の香辛料

〔唐辛子〕Red Pepper/Hot Pepper

◎旬＝一年中　◎効能＝食欲増進、冷え性、痛みの改善

南アメリカのアマゾン川流域原産。ナス科の一年生草本。メキシコやペルーでは古く５０００年以上も前から食用にされていたが、ヨーロッパへは、コロンブスが１４９３年に伝えたとされている。中国へは明朝の末期頃にシルクロードを経てもたらされ、日本へは豊臣秀吉の朝鮮出兵（１５９２〜１５９８年）の時に持ち帰ったとされる。学名Capsicum annuum L.のcapsicumはギリシャ語のkaptein（食欲を刺激するもの）に由来し、annuumは「一年草」という意味だ。

トウガラシの強烈な辛味は、**カプサイシンというアルカロイドで、特に果皮に多く含まれていて、食欲増進、血液の循環促進などの他、殺菌作用もある。**日本では、七味トウガラシとしてよく知られているが、これは陳皮《ちんぴ》（ミカンの皮を干したもの）、

ゴマ、芥子《ケシ》（ケシの実）、麻（アサの実）、山椒、菜種などにトウガラシを加えたもので、そばやうどんなどにかけて食べると食欲が増し、消化吸収を促進するだけでなく、食べているはなから体が温まり、心身共に気分がよくなる。

このトウガラシの保温効果は古くから活用されており、昔、旅人は道中の足の冷えを防ぐために靴下の中にトウガラシを入れたり、腹や腰の冷えを防ぐために腹巻の中に入れて歩いたといわれている。また、体を温める効果は、脂肪を燃やし、ダイエット効果も発揮する。減量を試みる人は、味噌汁や副食品にも七味トウガラシをふりかけて食べるとよい。しかし、摂りすぎると、胃の粘膜を荒らし、胃炎を起こすこともあるので、注意されたい。ちなみに、トウガラシには意外とビタミンが多く含まれ、カロチン、B_1・B_2の他、Cもかなり多量に含まれている。

香辛料としての他にも、未熟果実は味噌焼きにしたり、揚げ物や煮物などに利用し、葉は佃煮、熟果は干して辛味や香味を利用したキムチ、朝鮮料理、ラー油、ソース、菓子（柿の種など）に利用するなど、用途の広い野菜である。

【民間療法】

▼**リウマチ・神経痛・膀胱炎・五十肩・筋肉痛**……果実を5～10個刻んで布袋に入れ、湯船に入れて入浴すると体が温まり、種々の痛みに効く。

▼**各種痛み……トウガラシチンキ**（236頁参照）を塗布する。

▼**四肢の痛み・肩こり・腰痛・下肢の痛み**……43℃ぐらいのお湯を張った洗面器にトウガラシ1個を刻んで入れ、15～20分程度手浴・足湯(手首、足首より先をつける)をする。

▼**風邪**……トウガラシを刻み入れたおかゆを炊き、熱いうちに食べる。

トマト

医者が青くなる「赤い果実」

Tomato

◎旬＝夏　◎効能＝血液浄化、高血圧・脳出血の予防、免疫力強化＝ガン予防

南米ペルー、エクアドル原産のナス科の一年生草本。16世紀に南米からヨーロッパに伝播したが、食用にはされず観賞用にされていたようだ。18世紀になり、イタリア人が食べたのが「食用」の始まりとされている。日本へは1580年頃、ポルトガル

人によってジャガイモ、スイカ、カボチャ、トウモロコシと共に伝えられたが、やはり観賞用として楽しまれていたようだ。明治時代には「アカナス」として洋食に使われてはいたが、庶民の間で本格的に食べられるようになったのは、昭和30年代から。

漢方では、トマトは「清熱解毒《せいねつげどく》」作用、つまり、血液を浄化し、脂肪の消化を助けてくれる、と考えられている。事実、クエン酸、リンゴ酸、酒石酸《しゅせきさん》、コハク酸などの有機酸が胃液の分泌を促進させて消化を促し、ナトリウム、カルシウム、マグネシウム、カリウムなどのアルカリ性のミネラルが酸血症を中和してくれる。そのため、肉や魚などの付け合わせとしても好適だ。欧米で「トマトのある家は胃病なし」、日本では「トマトが赤くなると医者が青くなる」といわれるゆえんでもあろう。

高血圧や眼底出血に奏効するのは、ビタミンCやルチン（ビタミンP）の血管強化作用や拡張作用によるものとされている。また、トマトの赤色の色素はリコピン（カロチノイド）で強力な抗酸化作用があるため、免疫力を強化し、ガン予防効果を発揮する。さらに、ペクチン（食物繊維）が、整腸作用、便秘の改善に役立つうえ、グルタミン酸やアミノ酪酸には健脳効果がある。このように種々の効果をもつので、前述のようなことわざができたのだろう。
「結構けだらけ」のトマトも、南方の南米の原産なので、漢方の陰陽論では、「体を冷やす陰性食品である」という欠点がある。そのため、体を温める作用がある塩をトマトジュースに加えたり、イタリア料理ではトマトに熱を加えて料理をするものと思われる。トマトのリコピンやビタミンCは加熱しても壊れにくいので、冷え性の人は調理して食べるようにしよう。

【民間療法】

▼**高血圧・眼底出血・歯茎の出血**……毎日トマトを1〜2個食べる。
▼**口内炎**……トマトジュースを口に含み、繰り返しうがいする。
▼**胃潰瘍・十二指腸潰瘍**……トマトとキャベツ（またはジャガイモ）を半々にしたジュースを、噛むようにして毎日コップ1〜2杯飲む。
▼**発熱・口渇・二日酔い**……トマトとスイカの絞り汁を半々にした生ジュースをコップ1杯ずつ、1日3〜4回飲む。
▼**美肌作り**……トマトの絞り汁（ジュース）にガーゼをひたし、それで顔をパッティ

ングする。

ナス

「秋ナス」は血管をしなやかにする

〔茄子〕Eggplant

◎旬＝夏〜秋　◎効能＝動脈硬化・高血圧の予防、虫歯の予防、歯槽膿漏の予防・改善

インド原産のナス科の一年生、または多年生草本。焼く、揚げる、炒める、煮る、漬けるなど、どんな料理にも利用できるナスは、日本では奈良時代から栽培されており、江戸後期には最も需要の多い野菜のひとつだった。「親の意見とナスビの花は、千にひとつのムダもない」といわれるように、「ナス」は「よく成る（為す）」という意味から来ているようだ。

「秋ナスは嫁に食わすな」ということわざがあるが、「秋ナスは大変うまいので、憎い嫁に食べさせるともったいない」という解釈と、「ナスは体を冷やす陰性食品なので、気温が低下してくる秋に食べさせると流産などが心配だ」という解釈が考えられる。

しかし『本草綱目』に「ナスは性が寒冷で多食すれば必ず腹痛、下痢し、婦人は子宮

を痛《いた》める」とあるので、後者の解釈が正しいようだ。

このようなナスの「冷やす作用」は、打ち身、捻挫、やけどなどに湿布薬として用いると効果を発揮する。江戸時代の『本朝食鑑』にも、「ナスは血を散じ、痛みを止め、腫れを消し、腸を寛《くつろ》げる」とある。冷え性や低血圧の人がナスを食べる時は、体を温める作用のある塩や味噌を加えた料理にして食べるとよい。焼きナスをおろしショウガで食べたり、漬物に刻みショウガが添えられるのも、体を温めるための知恵である。

ナスの栄養価は大したことはないが、ビタミンCやPが多く含まれているので、血管をしなやかにし、高血圧や血栓症の予防や改善に役立つ。また、造血に必要なマンガンが含まれることも特徴である。

果皮の色素であるナスニン（ポリフェノール）がコレステロール値を下げ、動脈硬化を防ぐことも明らかになっている。このナスニンは、加水分解してデルフィニジンを生じ、これが鉄やニッケルと安定な塩《えん》を作る。ナスの漬物に鉄クギを入れておくと漬物が青紫色になるのは、このためである。

【民間療法】

▼**乳腺炎や乳房の腫れ**……ナスをアルミホイルで包んで黒くなるまで焼き、種子を抜いた梅干しと練り合わせたものをガーゼに塗って湿布する。
▼**虫歯・歯槽膿漏**……ヘタや茎の黒焼きの粉を歯磨きに使う。
▼**イボ**……ヘタの汁液を気長にこすり付ける。
▼**打ち身・捻挫・軽度のやけど**……冷蔵庫で冷やしたナスを縦に割り、直接患部に当てて湿布する。
▼**高血圧・のぼせ**……ナスを常食する。
▼**むくみ**……ナスを天日で干して乾燥させ、粉にしたもの約5gを湯で溶いて飲む。

ニラ

体を温め、疲労回復にいい「陽起草」

〔韮〕Chinese Leek

◎旬＝春　◎効能＝強壮作用、胃腸病・生理不順・生理痛の改善、血液サラサラ

東南アジア、中国、日本原産のユリ科の多年生草本。ニラは「陽起草《ようきそう》」といわれるほど生長力と生命力の強い野菜であり、一度植えるとほとんど手をかけなくてもよい

ので、「懶人草《らいじんそう》」（＝なまけ草）とも呼ばれている。「葷酒《くんしゅ》山門に入るを許さず」の葷とは臭いの強い野菜のことで、酒と共に禅寺の山門内に入れることを禁じられていた。ニラ、ニンニク、ネギ、ヒル、ラッキョウなどは「五葷《ごくん》」といわれている。

『本草綱目』に「根、葉を煮て食えば、中（胃腸）を温め、気を下し、虚を補い、腸を益し、臓腑を調和して食をよくし、腹中の冷痛するのを止める」とあるし、宮崎安貞（1623〜1697年）の『農業全書』に「陽起草として人を補い、温まる性のよきものなり」とあることなどから、**ニラは体を温め、胃腸の働きをよくし、強壮・強精作用のある**ことがわかる。ニンニクと同様、消化促進、殺菌、消炎作用も有するが、こうした作用の主役は、やはり硫化アリルだろう。また硫化アリルは、ビタンB_1の利用効率を高めるので、疲労回復の妙薬ともなる。

さらに、ニラに特有の働きとして、活血化瘀《かっけつかお》（＝駆瘀血《くおけつ》）作用がある。これは、汚れたドロドロの血液を浄化して血液の循環をよくし、血液をサラサラにする働きだ。つまり瘀血（血の汚れ）から生じる肩こり、頭痛、めまい、耳鳴り、動悸、生理不順、生理痛、吐血、喀血、下血、鼻血などを改善する作用があるのである。これらの改善には、ジューサーで絞った生汁を1日おちょこ1～2杯、毎日飲むとよい。

なお、ニラの卵とじやニラレバ炒めなどは、陽性食品のニラ、卵、レバーが組み合わさっていて、疲労回復、虚弱体質の改善、貧血、低血圧、夜間頻尿などの陰性病に格好の料理だ。

【民間療法】

▼**下痢**……葉を味噌汁に入れて食べる。

▼**風邪**……茶碗に刻んだニラと醤油を適量入れ、熱湯を注いでフーフーいいながら飲み、すぐに寝る。

▼**狭心症・腹痛**……生葉数枚をすり鉢などですり砕いて酢で練り、ガーゼに塗って患部に貼って湿布する。不思議なくらい痛みがとれる。

▼**切り傷・あかぎれ・虫刺され**……葉の生汁を塗ると、殺菌、止血作用がある。

▼**腰痛・インポテンツ・婦人病**……ニラの種子（韮子《きゅうし》）を、空腹時に20～30粒飲む。下半身の血行がよくなり、効果がある。

▼**便秘**……ニラをさっとゆでて刻み、納豆に混ぜたニラ納豆にして食べる。

▼**疲労**……ニラをすりつぶしておちょこ1杯分に絞った汁に、ハチミツを適量入れたものを1日2～3回飲む。

ニンジン

「ニンジンジュース」は潰瘍とガンを癒す

〔人参〕Carrot

◎旬＝秋　◎効能＝ガン、潰瘍、肝臓病、乳汁分泌促進、強壮など万病に

地中海沿岸から中央アジア原産で、セリ科の越年生草本。日本へは江戸時代前期の1600年代に伝播。学名Daucus carota L.のdaucusは、ギリシャ語のdaukos（温める）に由来する。

カロチン（carrotin）の語源はcarrot《キャロット》であることを考えれば、ニンジンにカロチン（ビタミンAの前駆物質）が豊富に含まれているのは当たり前で、とりわけβ－カロチンは、万病の元と目されている活性酸素を除去し、免疫力を増強し、種々の感染症やガンを予防することがわかっている。日頃、ニンジンを常食している人は、あまり食べない人より肺ガンの発生率は半分になるという研究報告もある。

米国科学アカデミーは、1982年に、ガンを予防する代表的食物としてのニンジンの効能を発表した。米国の自然療法学者のN・W・ウォーカー博士が、以前から「ニンジンジュースは潰瘍とガンを癒す世紀の奇跡である」と断言していたことが、科学的に証明されたわけだ。

特にキャベツとニンジンで作るジュースの抗ガン効果は強力である。

カロチン（ビタミンA）は視力の回復、その他の眼病、皮膚病や肌荒れにも奏効する。アメリカの陸軍学校を受験し、視力不足ではねられた多数の青年が、ニンジンジュースを飲用したところ、視力が回復し、再受験して合格したというエピソードは、アメリカでは有名である。

またニンジンの中には、血糖を下げる成分が存在することも、中国の医科大学の研究で明らかにされている。「ニンジンは甘いから、糖尿病の人にはよくない」などと断言する医師や栄養士がいるが、見当違いもはなはだしい。

ミネラルとしては、強力な浄化力をもつイオウ、リン、カルシウムが多く含まれるので、胃腸、肝臓を強化し、骨・歯を丈夫にするのに役立つ。また、ニンジンに含まれるコハク酸カリウム塩には、血圧を下げる作用や、体内の有害な水銀を排泄する作用があることもわかっている。

ヨーロッパには「ニンジンは人を愛嬌よくさせる」という俗言があるが、「愛嬌」は健康が作る、ということなのだろう。欧米の自然療法病院では、ニンジンとリンゴで作る生ジュース(コップ2~3杯)を、必ずといっていいほど万病の治療のメイン・セラピー（主療法）にしているほどだ。

【民間療法】

▼**健康の維持・増進、万病の予防・治療……ニンジン・リンゴの生ジュース①**（246頁参照）を飲む。

▼**病後の衰弱・体力低下・下痢**……水にニンジン1本、ネギ、ジャガイモ、タマネギを適量加えてとろ火でじっくり煮込み、塩や醤油で味付けしたスープを飲む。

▼**肝炎**……乾燥したニンジン約120gを刻み、コップ3杯（540cc）の水で半量になるまで煎じたものを飲む。

▼**便秘**……ニンジンとゴボウで作ったキンピラを常食する。またはニンジンジュース

300ccに適量のハチミツを加えて毎日飲む。

ニンニク

甚大な強壮・強精作用を有する「万能薬」

〈大蒜〉Garlic

◎旬＝夏　◎効能＝強壮・強精、殺菌、防腐作用、糖尿病・心臓病の予防・改善、健胃整腸

中央アジア原産のユリ科の多年生草本。『旧約聖書』にも記載されているほど歴史は古く、エジプト、ギリシャの時代から栽培されていた。日本には10世紀頃に中国から伝わり、『古事記』『日本書紀』には「悪疫退散のために用いられた」と記されている。和名「忍辱《にんにく》」は仏教語で「侮辱をも耐え忍ぶ」という意味だが、「僧侶が激臭に耐え忍んで食べるほど薬効がある」ことからきている。

古代ギリシャやローマ時代から**「農民のための万能薬」**と呼ばれ、ローマの兵士は出陣前に食べて精気をつけたといわれている。エジプトのピラミッドや中国の万里の長城を造るために使われた労働者たちの活力源も、このニンニクだった。また、19世紀初めにロンドンで伝染病がまん延した時も、ニンニクを欠かさなかったフランス人

牧師だけが病気にかからなかった、というエピソードもある。ヨーロッパの家庭の台所ではニンニクを束にして壁に吊り下げているが、これはニンニクから出る香気に殺菌作用があることが経験的にわかっているからであろう。事実、ガーリックオイルにはコレラ菌などの強力な菌も殺菌する力があることが明らかにされている。

ニンニクのこうした作用の主役は、あの強烈な臭いの元になるアリシン（硫化アリル）で、ニンニクに含まれるビタミンB_1と結合してアリチアミンに変わり、疲労回復や滋養強壮効果を発揮する。

またアリシンは食中毒や感染症に対しての殺菌効果もある。さらに、ニンニク中の無臭成分、スコルジニンも、新陳代謝の促進や滋養強壮に効果がある。同様にアリルシステインも血液を浄化し、動脈硬化や脂肪肝の予防・改善に役立つ。また、含有ミネラルのゲルマニウムとセレンには、体内の有害重金属を除去したり、放射線による障害を軽減する働きもある。

ニンニクの効果として、①殺菌作用　②駆虫作用（特に回虫に対して）　③整腸作用（少量でぜん動促進、多量で下痢止め）　④抗糖尿病（グルコキニンの作用）　⑤発

汗・利尿作用　⑥血液循環・促進作用　⑦ニコチン・重金属・公害汚染物質の解毒化
⑧降圧作用・コレステロール低下作用（ブルガリアのソフィア大学が報告）⑨強肝作用　⑩老眼の予防　などが明らかにされている。

ただし、多食すると、胃腸の粘膜を荒らしたり、目を傷めるという報告もあるので、眼病、潰瘍、胃腸虚弱の人は少なめに食べたほうがよい。

【民間療法】

▼**風邪**……ニンニク、ショウガ、各15ｇを薄く切って鍋に入れ、ドンブリ1杯の水で半量になるまで煎じた液にハチミツを適量入れたものを寝る前に温服する。

▼**下痢**……刻んだニンニクを入れたおかゆを炊いて食べる。

▼**水虫**……すりおろした汁を患部に塗る（刺激が強いので、肌の弱い人は注意が必要）。

▼**滋養強壮・精力低下・頻尿**……おちょこ1杯の**ニンニク酒**（238頁参照）をお湯で薄めたものを寝る前に飲む。

▼**糖尿病・精力低下**……皮をむいたニンニク1かけを醤油に漬けて一晩置く。器に入れた納豆にこのニンニクと刻んだショウガとカラシ適量を入れてよく混ぜて食べる。

ネギ

冬場のビタミン補給に最適の「お鍋の友」
〔葱〕Welsh Onion

◎旬＝冬　◎効能＝強壮・強精、利尿、去痰、発汗

アジア原産のユリ科の多年生草本。日本には古くから伝えられ、『日本書紀』や『万葉集』にもその記載がある。「葱は気の義なり。根を賞するにより根葱という」と古書にあるごとく、気を高める作用が昔から知られていた。江戸時代に関西人は「関東人は田舎者だから、ネギの白い部分まで食べる」と馬鹿にし、江戸っ子は「関西人はケチだから、ネギの青いところまで食べる」とあざ笑ったという話があるが、本当は関東と関西とではネギの品種、栽培法（関東では土寄せして軟白させる）が違うためだ。

ネギを含め、タマネギ、ニラ、ニンニクなどのアリウム属の野菜にはアリイン（アリル硫化物）が含まれ、強壮、興奮、去痰、発汗、利尿、駆虫などの作用を示し、熱の出る病気に対して用いると、体内の老廃物を排除し、解毒、消炎作用を発揮する。

アリインを含む植物を調理して細胞を砕くと、アリインは一緒に含まれているアリナ

ーゼ（酵素）により分解されてアリシンに変化し、強烈な刺激臭を放つ。ビタミンB_1はアノイリナーゼという体内の酵素により破壊されるが、アリシンと結合してアリチアミンに変化すると破壊されないので、アリウム属の野菜はビタミンB_1の働きを高め、滋養強壮、鎮静効果を促進してくれる。

漢方では、ネギの白根の部分を「葱白《そうはく》」と呼び、風邪や痛みの薬として用いてきたが、最近、この葱白に含まれるファイトケミカルに制菌作用（ブドウ球菌、赤痢菌、結核菌など）がある他、血栓を防ぐ働きがあることが明らかにされている。

ネギの青い部分には、β－カロチン、ビタミンB_2・C・ニコチン酸などのビタミンやカルシウム、リン、マンガン（造血作用）などのミネラルが存分に含まれるので、冬場のビタミン補給にはなくてはならない野菜だ。

ニンニク、ニラと共にネギは「葷《くん》」と呼ばれ、「ニラ」の項で書いたように、酒と共に禅寺の山門内に入れることを禁じられていたが、実は、修行僧の邪魔になる強壮・強精作用があるためと思われる。

【民間療法】

▼**風邪**……ネギを細かく刻んだものと味噌を半々に混ぜ、ドンブリに入れて熱湯を注いだものを、飲んですぐに寝る。

▼**不眠症**……シソの葉とネギを入れて作った温かいスープを寝る前に飲む。手足が温まり、気持ちが和らいで、よく眠れる。

▼**食欲不振**……細かく刻んだネギに味噌とすりおろしたショウガを適量加えて、熱い湯を注いで飲む。

▼**腹痛・下痢**……ネギの白い部分1〜2本とショウガ1かけを刻み、熱々のおかゆに入れたものを食べる。

ハクサイ

冬場のビタミンC補給に重宝な「北京のキャベツ」

〔白菜〕Chinese Cabbage

◎旬＝冬　◎効能＝整腸、緩下作用（便秘の改善）、冬場のビタミンC補給

中国の華北から東北部（旧満州）が原産のアブラナ科の越年生草本。カブと漬菜を交配して作られたもので、西暦600年頃から栽培され、中国では「葉類中で最も常

食するもの」とされている。日本でも、鍋物や漬物、汁物など大いに利用されているが、日本へ入ってきたのは１８６６（慶応２）年。別名の「菘《うきな》」は「松のように寒さに耐える野菜」なので、草冠を付けて名付けたもの。冷涼な気候を好み、関東や東北で主にとれるので、体を冷やす作用もなく、冷え性の人も安心して食べられる。

学名Brassica Pekinensisは「西洋のキャベツに匹敵するほどの使途と栄養がある」という意味から北京の（pekinensis）キャベツ（brassica）と名付けられ、英語でもChinese Cabbageといわれ、「西洋のキャベツ、東洋のハクサイ」と、その効能のすばらしさも賞賛されている。

ビタミンＣが22㎎（１００ｇ中）と多く含まれ、冬場のビタミンＣ補給に重宝な野菜だ。また、**外傷の治癒促進作用や強精作用を有する亜鉛や、発ガン物質の亜硝酸アミンを排泄するモリブデンという必須ミネラルを含むうえ、ブロッコリーやキャベツなどアブラナ科の野菜に共通の抗ガン成分であるジチオールチオニンも含んでいる。**鉄やカルシウムも比較的多く含有されている。

中国・梁《りょう》の陶弘景《とうこうけい》が書いた『名医別録』には、ハクサイは「腸胃を通利し、胸中の煩《はん》を除き、酒渇（飲酒後の口渇）を解す」とあるが、ハクサイには食物繊維が多く含まれていて、整腸、緩下《かんげ》作用にすぐれていることからも十分に理解できる。肉料理であるすき焼きの中に好んで用いられる理由も、このあたりにあるのだろう。

ぬか漬けにした場合、ビタミンCの量は存分に保たれたまま、ビタミンB_1・B_2が増え、整腸作用も強化される。

【民間療法】

▼**軽いやけど**……患部に生汁を塗る。

▼**二日酔い・口渇・むくみ**……ハクサイを絞った生ジュースコップ1杯を、よく噛むような気持ちで飲む。

▼**胃腸の働きの低下・便秘・頻尿・胸焼け**……味噌汁にハクサイを入れ、よく煮て食べる。

▼**食欲不振**……ハクサイを軽くゆで、酢、塩、醤油、砂糖とショウガ、トウガラシを混ぜた合わせ酢に入れて3～4時間漬けた甘酢漬けを食べる。

パセリ

残してはもったいない「薬草」

Parsley

◎旬＝春　◎効能＝食中毒の予防、眼病・内分泌の病気の予防、肝機能強化

ヨーロッパ中南部からアフリカ北岸原産のセリ科の越年生草本。ヨーロッパでは紀元前4世紀から栽培され、古代ギリシャ、ローマ時代には食中毒や二日酔いの予防に珍重された。また、宴会の象徴とされていた。競技会の優勝者に、パセリの冠を与えたともいわれている。古代ギリシャでは、子供に恵まれない男に対して「彼にはパセリが必要だ」といったという記録もあり、パセリには催淫性があることを示唆している。

日本へは、江戸初期にオランダ人が伝えたので「オランダゼリ」の別称がある。

特有の香りは、ピネン、アピオールという精油で、防虫の他、殺菌効果があるので、食中毒の予防に役立つ。洋食にパセリが添えられているのも、腸内で肉や脂の腐敗、消化不良を防ぐ意味がある。よって、パセリも残さないで食べたほうがいい。

科学的にみても、パセリは、料理の付け合わせだけではもったいないほどのビタミ

ン、ミネラルを含んでいる。ニンジンと同量のβ－カロチン、B群、C、Eなどのビタミン類と、鉄、カルシウム、リン、イオウ、カリウムなどのミネラルを存分に含有しているのだ。その他、血小板の凝固を抑制して、血栓を防ぐ作用があるピラジンという成分も含有している。

こうしたビタミン、ミネラル類や精油成分の総合効果として、①食欲増進、健胃、整腸　②利尿を促す　③目、視神経の病気に奏効　④目、腎臓、膀胱、尿管の感染症に奏効　⑤血管を若くしなやかに保つ　⑥イライラやノイローゼの防止、改善　⑦貧血を防止し、酸素運搬能力を増して、脳の働きを活性化　⑧クロロフィルや塩素が体内の老廃物を解毒　⑨副腎や甲状腺、卵巣などのホルモン臓器の機能を正常化　⑩肝機能の強化　などの作用があることが、経験的、科学的に知られている。ヨーロッパでは野菜より薬草として用いられてきたゆえんである。

細かく刻んでスープやパスタなどにふりかけて食べるのもよい。

【民間療法】

▼前記①～⑩の症状・病気……ニンジン・リンゴ・パセリの生ジュース（２４１頁参

照）を毎日飲む。

▼**タバコの口臭止め**……パセリをよく噛んで食べる。

▼**虫刺され**……生の葉をもんで、患部に直接すり込む。

▼**貧血**……パセリ3茎とリンゴ1個で生ジュースを作り、毎日飲む。

▼**疲れ、食欲不振**……**パセリ酒**（238頁参照）を、適宜おちょこ1杯ぐらいずつ飲む。

ピーマン

発毛を促進する「緑のトウガラシ」

Green Pepper/Sweet Pepper

◎旬＝夏　◎効能＝発毛促進、夏バテ予防、血管強化、ガン予防

南アメリカのアマゾン川流域原産のナス科の一年生草本。「ピーマン」はフランス語のpimentからきている。英語ではGreen Pepper（緑のトウガラシ）とかSweet Pepper（甘トウガラシ）などと呼ばれることからして、トウガラシの一種であることがわかる。

15世紀にコロンブスがヨーロッパに伝え、日本には明治初期にアメリカから入ってきた。しかし当時の人々にはトウガラシは辛いものだという先入観があり、「テヤンデェこんなもん、トウガラシといえるかい」という具合に、拍子抜けしたようなピーマンの味になじめず、ほとんど普及しなかった。

トウガラシの仲間には、タカノツメ、ヤツブサ、ナガミトウガラシなどの辛味型と、シシトウガラシ、ピーマンのような辛味の少ない甘味型がある。ピーマンは果肉がなく、中身が空っぽなので、中身のない人、ということを「ピーマンみたい」ということもあるようだが、次に示すように種々の効能がある。

成分的には、β－カロチン、レモンの約2倍のビタミンC、ビタミンB_1・B_2も多く含まれ、夏バテ予防には格好の野菜。**一般にビタミンCは熱に弱いが、ピーマンのビタミンCは熱に強いという特徴がある。**

また、毛細血管を強化し、出血を防ぐビタミンPも含まれているので、脳出血をはじめ種々の出血性疾患、潰瘍や傷の予防・治療に効果的だ。

ピーマンのように濃い色をしている葉緑素（クロロフィル）は、血液中のコレステロール低下作用や抗ガン効果があることも知られている。また、比較的多く含まれる食物繊維は、便通をよくし、腸内の老廃物の解毒、排泄を促してくれる。特筆すべきは、**ミネラルであるケイ素が多く含まれているので、爪や毛の発育に効果がある**という点だ。

今日では一年中出回っているので、サラダにして生で食べたり、油で炒めたり、ピーマンの肉詰めにして食べたりと、大いに利用するとよい。

【民間療法】

▼**脱毛・爪の発育不良……ニンジン・リンゴ・ピーマンの生ジュース**（241頁参照）を飲む。

▼**便秘・肉食過剰……**ピーマンのサラダ（他の野菜と組み合わせても可）を常食する。葉緑素と食物繊維の総合効果で便通をよくし、排泄解毒作用を発揮する。

ホウレンソウ

「ポパイ」でおなじみ。ビタミン、ミネラルが豊富
〔菠薐草〕Spinach

◎旬＝冬　◎効能＝栄養補給・胃腸病・痛風・内分泌の病気の予防・改善

アルメニアからイランにかけてが原産のアカザ科の越年生草本。日本には江戸時代の初期に中国から伝わったものと、明治以降に西洋から入ってきたものがある。「菠《ほう》薐《れん》」は中国語でペルシャ（イラン）のこと。

アメリカのテレビアニメ『ポパイ』の主人公は、窮地に立つとホウレンソウを食べ、とたんに百人力になったものであるが、事実、ホウレンソウは、β－カロチン、B群、C、E、葉酸（悪性貧血に効く）、K（止血作用）などのビタミン類、鉄（血色素の原料）、マンガン（造血に必須）、亜鉛（強精、新陳代謝に不可欠）、リン、マグネシウム、ヨード、カルシウム、ナトリウム、カリウムなどのミネラルを存分に含む超健康食品だ。ビタミンEを含む、数少ない野菜のひとつなので、流産、不妊症の予防・改善も期待できる。また、リジン、トリプトファン、シスチンなどの動物性タンパク質に似たアミノ酸を含むので、格好のタンパク源ともなる。

なかでもホウレンソウの効能として特筆すべきは、胃腸を浄化、清掃し、それを再建、再生する強力な薬理作用をもっている点である。また、脳下垂体ホルモンの分泌を正常化して内分泌全体のバランスを正常に保つ働きがあり、体内の尿酸を排出する作用もあるため、痛風にも奏効するとされている。

さらに、豊富に含まれるクロロフィル（葉緑素）は血液中の有毒物を浄化し、特にダイオキシンの排泄を促進することが知られている。皮膚の新陳代謝を高め、脱毛防止や湿疹に奏効する成分、ビオチンも含有する。

なお、「ホウレンソウに含まれるシュウ酸が結石を作る」とよくいわれるが、国立栄養研究所の研究発表によると、「ネズミの食物中に毎日３％のシュウ酸を入れ、１か月与え続けてやっと結石ができた」と報告されている。人間に当てはめると、１日10束（約３kg）のホウレンソウを生のまま1か月食べ続けるのに相当する。このことから、１日１００～２００gのホウレンソウを毎日食べても何の支障もない、といってよいだろう。

【民間療法】

▼**便秘……リンゴ・ホウレンソウの生ジュース**（241頁参照）を毎日朝・夕飲用する。または、ゆでたホウレンソウにゴマ油と酢をかけて食べる。
▼**のぼせ（＝頭痛・高血圧・めまい）**……ホウレンソウをゆでて、ゴマ油で炒めたものを毎日食べる。
▼**更年期障害・生理痛・生理不順**……ホウレンソウの絞り汁（またはジュース）を、おちょこ1杯ずつ1日2回飲む。

レタス

浮気封じに効く!?「頭の疲れを癒す野菜」

Lettuce

◎**旬＝夏**　◎**効能＝鎮静作用、不眠解消**

ヨーロッパ中南部、西アジア、北アフリカ原産の、キク科の越年生草本。古代ギリシャ、ローマ時代から栽培されていたようだ。日本にも中国原産の「ちしゃ」が平安時代に渡来していたが、同種と考えてよいようで、レタスがほんの少し前まで「玉ちしゃ」と呼ばれていたゆえんでもある。

学名Lactuca sativa L.のlactは、ラテン語で「乳」の意味だが、レタスの茎を切ると白い乳液を出すことに由来している。和名の「ちしゃ」は「乳草」の意。この白い乳汁の成分は「ラクッコピコリン」といわれ精神安定作用と安眠作用がある。また、レタスには産後の乳の出をよくすることが経験的に知られているが、漢方の「相似の理論」から考えても、よく理解できる。

『本草綱目』には「筋骨を補い、五臓の働きをよくし、気のふさがりを開き、経脈を通じ、歯を白くし、耳や目をさとくす。熱毒や酒毒を解き、頻尿、口渇を治し、腸の働きをよくする」とある。

科学的にみても、**ビタミンはA・B_1・B_2・C・Eを、ミネラルはカリウム、ナトリウム、カルシウム、リン、マグネシウム、鉄を多く含有している。**特に多く含まれているマグネシウムは、筋肉組織、脳・神経組織の新陳代謝を活性化させ、これらの組織の健全性を保つ作用と入眠作用があり、ラクッコピコリンの効能と協同して、その効果が倍加される。レタスが「頭の疲れを癒す野菜」「鎮静効果を有する野菜」と昔からいわれるのもよくわかる。

また、ヨーロッパでは「レタスは恋の炎を鎮める」（＝制淫作用の効能がある）といわれるのも、レタスの鎮静作用の成せる業であろう。だから、ご主人の浮気封じにはもってこいの野菜で、毎日、ニンジン、リンゴと共に、レタスをジュースにして飲ませると、伝書鳩よろしくご帰宅なさるのは間違いない⁉ さらに、神経の高ぶりを抑えてくれるので、不安神経症、ヒステリー、心悸亢進、痙攣《けいれん》にも効果がある。

ただし、葉菜であるレタスは、漢方でいう体を冷やす陰性食物。『本草綱目』にも「病人や冷え性、産後の人が食べると腹を冷やし、腸を傷《いた》める」とあるので、冷え性の人が生食するのは禁物である。クリーム煮やバター炒めなど、温めて食べるか、サラダで食べる時は、体を温めるニンジン、タマネギなどの野菜と共に自然塩か醤油ドレッシングをかけて食べるとよいだろう。

【民間療法】

▼母乳の分泌不良……レタスの葉を味噌汁にたくさん入れて食べる。

▼口内炎・歯肉炎・咽頭炎……生の葉を土器に入れて黒焼きしたものを患部に塗る。

▼便秘・むくみ……レタスの葉３００gと水６００ccを鍋に入れ、弱火で半量になる

まで煎じたものを、1日2～3回に分けて温服する。

▼**不眠症……**ニンジン2本、リンゴ1個とレタス50～100gをジュースにして毎日飲む。

レンコン

ビタミン・ミネラルが豊富な「蜂巣」

〔蓮根〕 Lotus Root

◎旬＝秋～冬　◎効能＝胃潰瘍・十二指腸潰瘍の改善、鼻血の止血

ハスは東アジアの温帯・熱帯産のスイレン科の多年生草本。7月から8月頃、大型の薄紅色の花を朝日と共に開花させ、午後3時頃閉じる。これを繰り返して4日目に散る、という面白い花で、その種子は3000年もの間、発芽力を保持することができる。このことを、大賀一郎博士が1951（昭和26）年3月、千葉市検見川《けみがわ》の3000年前の地層から見つかったハスの種子を発芽させ、実証して見せたことは有名な話だ。

日本へは中国を経由して5世紀頃に伝えられた。万葉時代には、花が終わって実ができる頃、果実の入っている花托《かたく》の形が「蜂の巣」に似ていることから「蜂巣《はちす》」と呼ばれ、後に「チ」が発音されなくなって「ハス」になったとされている。しかし、このハスの地下茎であるレンコンが食用として栽培されはじめたのは、明治以降になってからである。

レンコンの主成分は炭水化物で、デンプンと同様に食物繊維が存分に含まれている。ビタミンもミネラルも存外に多く含まれており、特に**ビタミンCはレモンの含有量と同じぐらい豊富**であるし、貧血の改善に必要なビタミンB_2や鉄も含まれる。

切った時などの表面の黒ずみであるアクの成分はタンニンで、収斂、止血、止瀉《ししゃ》、消炎作用があるため、胃潰瘍、十二指腸潰瘍の出血、鼻血に奏効する。

またレンコンを切る時生じる、糸を引くような特有の粘り気は糖タンパクのムチンで、タンパク質や脂肪の消化吸収を促進し、胃もたれ、胸焼け、消化不良に効く。このため、とかく食べ過ぎになりがちな正月のおせち料理にはレンコンが欠かせないのだろう。

江戸時代の『日養食鑑《かがみ》』に、レンコンについて「胃を開き、食を消し、酒毒を解し、産後の血分の病、また吐血、下血、喀血を治す」とあるが、科学的に見ても正しいことがわかる。

【民間療法】

▼**鼻血**……レンコンの絞り汁を脱脂綿に含ませて鼻孔に塗る。

▼**喀血・下血・吐血**……レンコン50gと水600ccを鍋に入れ、弱火で半量になるまで煎じたものを、1日3回分服する。

▼**下痢**……レンコン10gとコップ1杯の水を半量になるまで煎じたものを、1日3回温服する。

▼**全身倦怠感・精力減退**……ハスの種子20粒をフライパンで炒めて、1日3回に分けて食べる。

▼**風邪**……レンコンをすりおろしてガーゼで絞った約100ccの生汁をコップに入れる。これにハチミツ適量を加え、コップいっぱいまで熱湯を注いで飲む（これにショウガのおろし汁5〜10滴を加えると、なおよい）。

▼**二日酔い・口渇**……レンコン100g、ナシ小2個をジューサーにかけて作った生

ジュースを、1〜2回に分けて飲む。

ヤマイモ

「ヌルヌル」が滋養強壮効果の秘密

〔薯蕷〕Yam/Yamaimo

◎旬＝秋〜冬　◎効能＝滋養強壮、糖尿病の改善、老化予防、慢性下痢の改善

日本、台湾に野生するヤマイモ科の多年生つる性草本。よって「大和芋」ともいわれていたが、里でできる「里芋」に対して、山でできることもあり、「山芋」ともいわれるようになった。また自然の山野に野生することから、「自然薯《じねんじょ》」とも呼ばれる。わが国では古くから食用にされてきた。

ヤマイモには、ジアスターゼ、アミラーゼ、カタラーゼ、グルコシダーゼなどの諸酵素が豊富に含まれているため、「とろろ飯」など、かなり食べすぎてもすぐに胃がスッキリとする。他には、新陳代謝をよくするコリン、利尿効果を発揮し、むくみをとるサポニン、脳神経の働きを活性化させるドーパミン様物質も含まれている。

昔からヤマイモ、サトイモ、ウナギ、ドジョウ、ナマズなどのヌルヌルしたものは、

精力剤になるといわれているが、ヌルヌルの主成分はムチンという糖タンパク質で、これがタンパク質の吸収をよくし、滋養強壮効果を発揮する。江戸時代の『和歌食物本草』に「とろろ汁折々少し食すれば脾臓（＝胃）のくすり気虚を補う」とあり、中国最古の薬物書『神農本草経《しんのうほんぞうきょう》』にも、ヤマイモについて「虚弱体質を補って早死にを防ぐ。胃腸の調子をよくし、暑さ寒さにも耐え、耳、目もよくなり、長寿を得られる」とある。漢方でも、胃腸や肺、腎臓の働きを強化し、「消化促進、寝汗、下痢、頻尿、帯下《たいげ》、腰痛、咳、糖尿（病）……」に効くとしている。粘り気のもうひとつの成分デオスコランは、インスリンの分泌を促すことによる血糖低下作用があることも証明されている。

ヤマイモを主成分とする漢方薬「八味地黄丸《はちみじおうがん》」は、足腰の冷え、むくみ、痛み、頻尿、老眼、白内障、インポテンツ、皮膚のかゆみ、骨粗しょう症など、老化による症状や病気に対する妙薬だ。また、血中コレステロールの低下作用があることも報告されている。

ヤマイモは入手しにくいので、ナガイモで代用しても効能はほとんど同じである。

【民間療法】

▼**糖尿病・慢性下痢**……ヤマイモ約60gを煮て、1日3回に分けて食べる。

▼**おでき**……患部にすりおろしたとろろを塗ると、吸い出し効果抜群（刺激が強いので、肌が弱い人は要注意）。

▼**滋養強壮・下肢・腰の冷え・むくみ・痛み・頻尿・老眼**……**ヤマイモ酒**（238頁参照）を毎日就寝前に約30cc飲む。

▼**虚弱・体力低下**……1日約60gのヤマイモをすりおろしたものを1日3回食べる。

▼**食べすぎ・消化促進**……せん切りか、とろろにして食べる。

リンゴ

高血圧・ガンの予防になる「禁断の実」

〈林檎〉Apple

◎旬＝秋〜春　◎効能＝高血圧・ガンの予防・改善、便秘・気管支炎の改善、コレステロール低下

野菜ではないが、**「石原式基本食」にとってなくてはならないニンジン・リンゴジュースの主役のひとつ**なので、ここにリンゴの効能についても記しておく。

コーカサス原産のバラ科。古い時代に中国から「林檎」として伝えられたものは、味がまずく、あまり利用されなかった。明治初年、アメリカから導入された紅玉、スターキングなどが、一般に普及した。

ギリシャの伝説には「人を永遠の世界に導き、永遠の生命と幸福を与えてくれる果実」として登場するし、「アダムとイブ」の「禁断の実」はリンゴであるともいう。アラビア民謡にも「万病の薬」として登場し、北欧神話にも、神々が「永遠の青春のリンゴ」を食べて不老長寿を保った、という逸話がある。

イギリスには**「1日1個のリンゴは医者を遠ざける」**（An apple a day keeps the doctor away.）ということわざがあるが、実際、リンゴにはビタミンA・B群・C、同化されやすい糖類、酵素、有機酸（リンゴ酸、クエン酸、酒石酸）、各種ミネラルがバランスよく含まれている。便通をよくし、血中コレステロールを下げる食物繊維のペクチン、腸内の善玉菌を増やすオリゴ糖、活性酸素を除去するポリフェノールなども含まれていて、ガンや炎症、アレルギーなど、種々の病気の予防や改善に役立つ。

「リンゴを毎日食べる習慣のあるリンゴ産地の人々には高血圧がかなり少ない」「リ

ンゴの抽出成分により、人間の肝臓ガン細胞の増殖が抑制された」などという疫学調査や研究報告も、こうした成分の効能を裏付けるものだろう。

また、リンゴ酸には、体内の炎症を癒す作用があるので、気管支炎、肝炎、膀胱炎などの炎症疾患の治癒を早めてくれる。

漢方でも、リンゴは「補心益気、生津止渇、健胃和脾」、つまり、元気をつけ、だ液を出して渇きを止め、胃腸の働きをよくする作用があるとしている。

私が1979年に研修に行ったスイスのベンナー病院は、全世界から集まってくる難病・奇病患者を自然療法で治すことで有名だったが、この病院のメイン・セラピー（主療法）は、ニンジンとリンゴで作るジュースを毎日飲ませることだった。先進国の自然療法病院では例外なく、このニンジン・リンゴの生ジュースを治療の一助としている。

【民間療法】

▼下痢……リンゴ1個を皮ごとすりおろして食べる。

▼高血圧・便秘……リンゴをよく洗い、皮ごと毎日1～2個食べる。

▼肥満・さまざまな生活習慣病……ニンジン・リンゴの生ジュース②（２４５頁参照）

を朝食代わりに飲むという「朝だけジュースダイエット」をする。

第3章

血液をキレイにする野菜で病気を治す

万病は血の汚れから

これまで、野菜のさまざまな効能を述べてきたが、米国の国立ガン研究所が行っていたデザイナー・フーズ・プログラム（ガン予防効果のあるとされている約40種の食物を、重要度合によりピラミッド方式で表したもの）をここにあげる**（図表8）**。

前章の各野菜の効能のところで私が主張した、「万病の妙薬」的な野菜であるニンジン、ショウガがピラミッドの頂点に位置していることがわかる。

「ガンを防ぐ」「ガンに効く」とは、「万病を防ぐ」「万病に効く」と同義と考えてよい。なぜそうなのか、という点については、東洋医学的観点から、病気の原因について考えてみれば、すぐわかる。

万病一元、血の汚れから生ず

西洋医学的な病名は、おそらく、何千、何万と存在するだろう。新しく何か発見されるたびに、病名が増えていくのだから。たとえば、「肺炎」は、それを起こす病原

図表8　ガン予防の効果がある食品のピラミッド

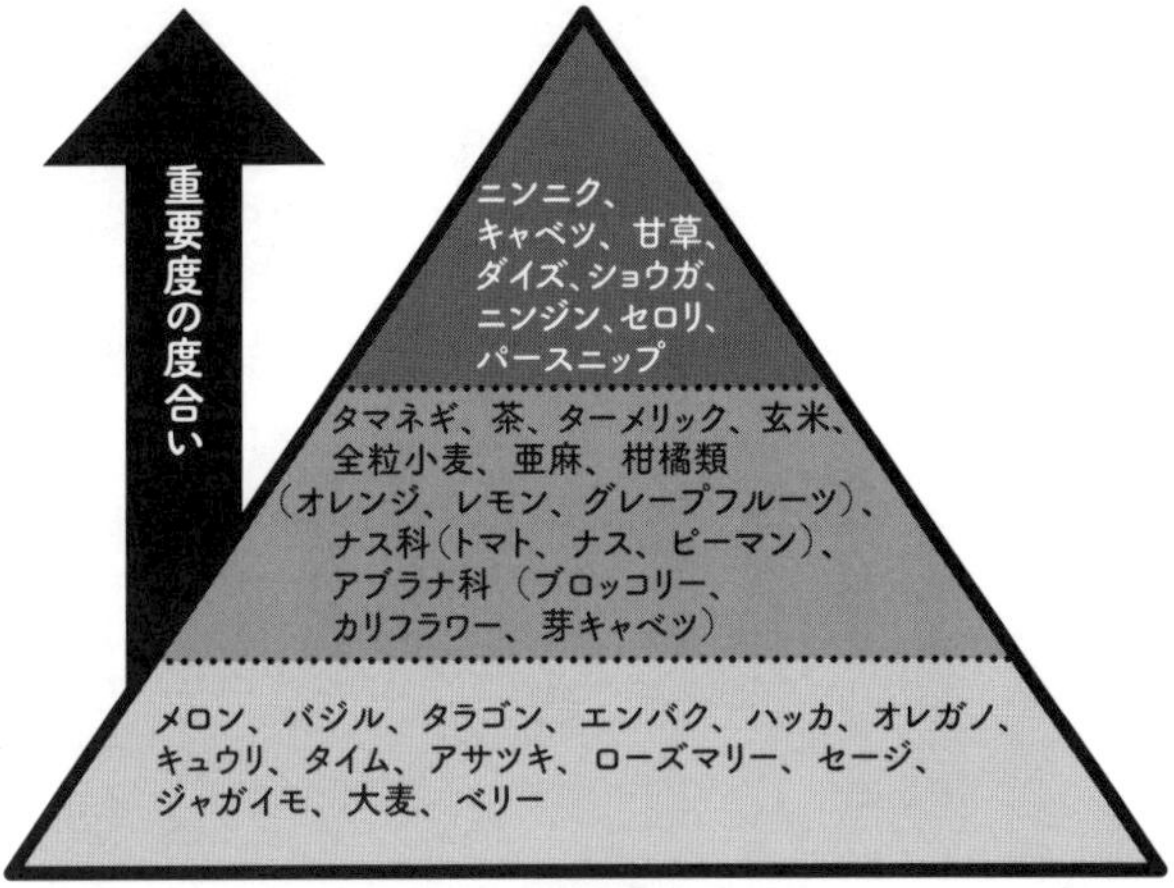

菌の種類により、細菌性肺炎、ウイルス性肺炎、真菌（カビ）性肺炎……などと分類される。細菌性肺炎も、起炎菌により、肺炎球菌性肺炎、緑膿菌性肺炎、黄色ブドウ球菌性肺炎……と細分化され、新しい細菌が見つかると、その分だけ、また病名が増えることになる。

肺ガンも、顕微鏡で見た細胞の特徴により、腺ガン、扁平上皮ガン、小細胞ガン……と分類され、治療法も違ってくる。

よって医学の発達は、病名の増加をもたらす、ということになる。

しかし、西洋医学には「原因不明」の難病も多い。その時はたいてい、体の中の免疫の主役を演じているリンパ球が、自分自身の細胞を異物（敵）とみなして、抗体を作って攻撃を仕掛ける「自己免疫性疾患」ということになる。攻撃の対象が大腸の細胞なら「潰瘍性大腸炎」、止血作用を司る血小板の細胞なら「特発性血小板減少性紫斑病」、甲状腺の細胞なら「橋本病」ということになる。原因不明なのに、治療はステロイドホルモン剤や、抗ガン剤などの免疫抑制剤でなされる。

この世に、**原因のない結果などあるはずはなく、病気という結果に対しては、必ず原因がある。**ましてや「科学」を重視し、ときに非科学的だとして、東洋医学を蔑視したりする西洋医学の分野では、「原因不明」などという非科学的な言葉は使ってはいけないはずである。

その点、東洋医学には「万病一元、血液の汚れから生ず」という思想がある。病気の原因を「血液の汚れ」と特定しているのだから、ある面、西洋医学より科学的といえる。

食が血となり、血が肉となる

図表9　食が血となり、血が肉となる

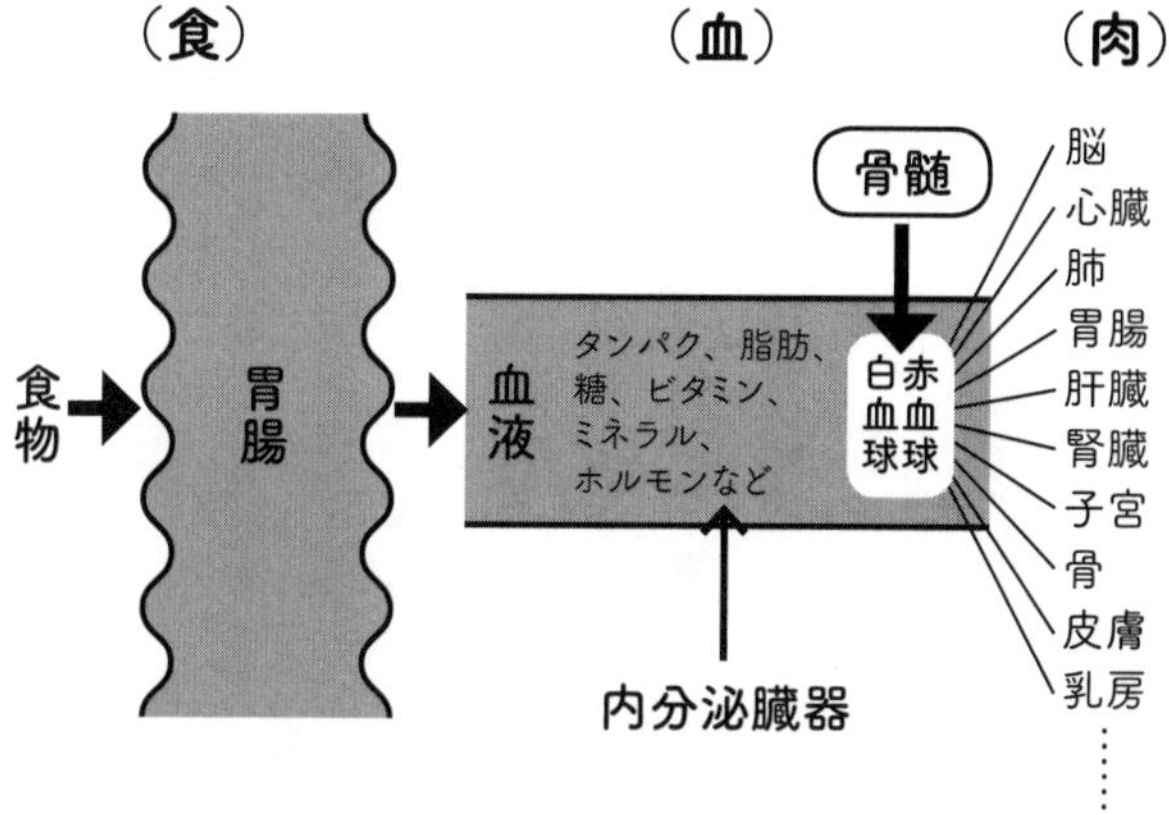

東洋医学にはまた、「食が血となり、血が肉となる」という思想がある。食べたものが、血液（の成分）となり、それが肉＝器官、つまり脳、心臓、肺、胃腸、肝臓、腎臓、子宮、骨、皮膚などの器官を養っている、という意味である（**図表9**）。

脳を養っている動脈や心筋に栄養を送っている冠動脈に血栓が生じ、そこから先に血液が行かなくなると、脳細胞や心筋の細胞が壊死して脳梗塞や心筋梗塞が起こる。同じように、血液が栄養や酸素を供給できなくなると、そこから先の細胞や器官の働きは廃絶するのだから、「血が肉となる」という東洋医学の考えは、西洋医学的に考えても、まったく正しいことがわかる。

脳梗塞や心筋梗塞など、血液の供給がまったく途絶えた場合は、このようによく理解できると思うが、そうではなくても、人間の病気は、血液の循環が悪いところ、つまり触ってみて冷たいところに起こりやすい。胃の悪い人は心窩部《しんかぶ》(みぞおちの所)が、肝臓病の人は右上腹部が、子宮、卵巣の病気の人は下腹部が、また乳ガンになりやすい人は乳房が、冷たい。なぜなら、血液は、タンパク、脂肪、糖分、30種近いビタミン群、100種近いミネラルなどの栄養素、酸素、白血球や免疫物質を携えて、全身を巡っているのだから。

血液は、**図表10、11**のように、種々の成分から構成されている。その中で、尿酸、尿素窒素、クレアチニンなど、西洋医学が老廃物＝有毒物としているものは、腎臓でろ過され、尿として排泄される。腎臓病が悪化して、こうした老廃物の排泄が悪くなり、腎不全に陥ってくると、尿酸、尿素窒素、クレアチニンが血液中に溜まり、全身60兆個の細胞を傷害する。これが尿毒症である。尿毒症になると、まず、むくみ、心

図表10　血液成分の組成

液体成分（血漿）（約55％）	水	………………約91％　→　血液循環、体温調節
	有機物	タンパク質 ……　7％　→　栄養・免疫・凝固 脂質…………　1％　→　栄養 （コレステロール、中性脂肪など） 糖質…………0.1％　→　栄養 作用物質…………　→　玄妙な生理作用、代謝調節 （ビタミン、ホルモン、酵素） 老廃物（尿素窒素、クレアチニン、尿酸など）
	無機物（ミネラル）	ナトリウム、カルシウム、ヨード、カリウム、塩素、 マグネシウムなど　→　pH調節、CO_2運搬、浸透圧調節
有形成分（約45％）		赤血球……酵素運搬 白血球……殺菌、老廃物の貪食処理、免疫 血小板……止血、凝固

図表11　血液の汚れ≒血液成分の多すぎ・少なすぎ

		多すぎ	少なすぎ
水		水毒（むくみ、心不全）	脱水
タンパク質		高タンパク血症	栄養不良
脂肪		高脂血症（動脈硬化、血栓症、脂肪肝）	栄養不良
糖		糖尿病	低血糖 （頻脈、ふるえ、失神）
ビタミン	A	けいれん	肺ガン、膀胱ガン
	E	—	不妊、老化
	C	尿路結石、下痢	壊血病（出血、感染）
	B_1	—	脚気（多発性神経炎）
老廃物	クレアチニン	腎臓病	—
	尿酸	痛風	—
ミネラル	ナトリウム	むくみ、高血圧	低血圧、食欲不振
	カルシウム	尿路結石	骨歯の脆弱化
	ヨード	バセドー病	粘液水腫
	カリウム	心停止	筋力低下
	マグネシウム	—	心臓病
血液成分	赤血球	多血症　→　血栓	貧血
	白血球	感染症、白血病	再生不良性貧血
	血小板	血栓症	出血

不全、うっ血肝、肺水腫など、水分貯留の症状に始まり、出血や痙攣など、血液の病気や脳神経の異常まできたす。

尿毒症は、「血液の汚れ」の極まった状態であるが、ここまで至らなくても、尿酸、尿素窒素、クレアチニンをはじめ、乳酸、ピルビン酸、アミン、アンモニア、二酸化炭素等々の他、西洋医学で把握していない老廃物や有害物が、徐々に血液内に増加し、血液が汚れると、種々の病気を起こすということを、東洋医学では、血液の成分がまったくわかっていない時代から指摘していたわけだ。

今、西洋医学の血液学の視点からみると、東洋医学でいう**「血液の汚れ」とは、血液中の老廃物の増加だけを指すのではなく、中性脂肪やコレステロールの過剰、赤血球や血小板、白血球など血液細胞の多すぎ、少なすぎ、種々のホルモンの過多・過少など、血液成分のバランスが悪いことを言い当てていた**、ということがわかる。

血が汚れると、当然、血行が悪くなり、血液は滞りがちになる。その状態を、「瘀《お》血《けつ》」（瘀は、滞る、の意）という漢方独特の言葉で表現している。瘀血が生ずると、汚れた血液を外に捨てて、血液を浄化すべく、鼻血、歯茎からの出血、青あざ（紫斑）、

図表12　瘀血の存在を知らせるサイン（他覚症状）

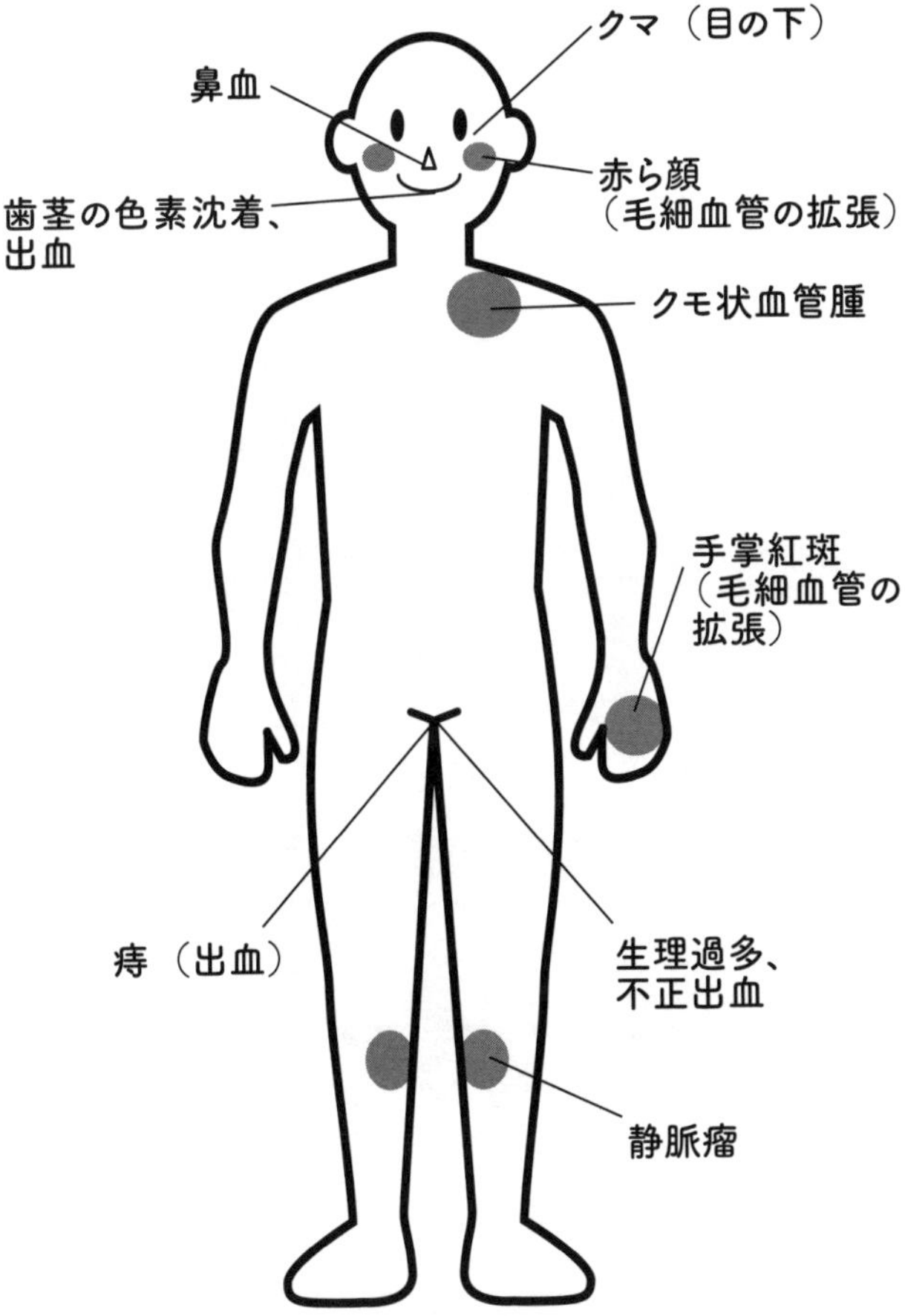

痔の出血、生理過多、不正出血などの症状が出現する。胃潰瘍の出血や、脳出血、また、喀血（肺ガン）、下血（大腸ガン）、血尿（腎臓、膀胱ガン）のように、ガンには出血が伴うのも、東洋医学的にみると、浄血反応のひとつなのである。

しかし、こうした重篤な症状や病気に陥る前に、人間の体は、種々の形で瘀血の存在を知らせるサイン（瘀血の他覚症状）を発現してくる（**図表12**）。

それが、目の下のクマ、赤ら顔、歯茎の色素沈着、クモ状血管腫、手掌紅斑《しゅしょうこうはん》（手のひらが赤い）、下肢静脈瘤などで、いずれも毛細血管に血液がうっ帯している所見である。それ故これらは、血管を拡張して、出血し、汚れた血液を排泄しようとしている状態だということができる。

このように、血液が汚れ、血行が悪くなると、肩こり、頭痛、めまい、耳鳴り、のぼせ（ホット・フラッシュ）、肩や頸や背中のこりや痛み、ふらつき、息切れ等々の不定愁訴（瘀血の自覚症状）が出現する。

突然死した人を家族や会社の同僚があとでふり返ってみると、突然死した人の90％に瘀血の自覚症状や他覚症状があったという研究発表がある（瘀血の症状のある人の

90％が突然死する、という意味ではない)。

東洋医学では、瘀血の状態があり、まだ西洋医学的には病名がつかない状態が「未《み》病《びょう》」と表現される。

よって、「未病」の状態で、血液を汚すような生活習慣をあらため、血液をキレイにする食生活、運動、気持ちのもち方を実践すれば、西洋医学的な病名を患わずにすむことにつながる。

血液を汚す要因

(1)食べすぎ

食べすぎると、血液中に、糖、脂肪・コレステロール・タンパク質などが多くなり、それが長く続くと、高血糖（糖尿病)、高脂血症（脂肪肝、動脈硬化）などが起こりやすくなるのは当然である。しかし、こうした明らかに因果関係がわかる病態以外にも、**食べすぎは体内に種々の老廃物の増加をもたらして、血液を汚す。**西洋医学的にわかっているものとしては、尿酸の増加＝高尿酸血症、つまり痛風があるが、その他にも、食べすぎると種々の栄養素が十分に消化、燃焼、排泄できなくなる。よって中間代謝物や老廃物が腸内、血液内、細胞内に増加してきて、血液が汚れてくるのである。

(2) 運動不足

人間の体の中の約45％が筋肉であり、その**筋肉から、体温の40％以上が産生されるので、筋肉労働や運動が不足すると、当然体温が下がってくる。**

体温が下がると、コレステロール、中性脂肪、糖などの栄養物質の燃焼が十分に行われないので、高脂血症、高血糖を招くし、肝臓や腎臓、白血球の働きも低下し、種々の老廃物を解毒・排泄・燃焼する力も弱まるので、血液中に老廃物・有害物が残り、血液が汚れる。もちろん、運動や労働がもたらす発汗による老廃物排泄作用も少なくなり、血液がさらに汚れることとなる。

ジョギングや、何かスポーツをすると、まず〝汗〟が出て、その後に痰や鼻汁が旺盛に出てくることが多い。またその後、小便や大便の量も多くなる。つまり、運動して体温が高まると、目ヤニ、鼻汁、大便、小便など、老廃物の排泄がよくなり、血液がキレイになるのである。

(3)ストレス

「心身に負担がかかると、腎臓の上のほうに存在する副腎から、アドレナリンやコーチゾールなどのホルモンが分泌され、血圧を上げ、血糖を上昇させて、その負担に対応しようとする。しかし、それが長引くと、免疫の主役を担っているリンパ球の働きが低下し、種々の病気を発症しやすくなる……」という説（ストレス学説）を立て、ノーベル医学賞を受賞したのが、カナダのセリエ博士である。

このように、**ストレスが生じると、高血圧、高血糖（糖尿病）になりやすくなるのみならず、血管を収縮させて血流を低下させ、体温を下げて、種々の老廃物を増加させて血液を汚し、万病の要因となる。**

(4)冷え

西洋医学のお医者さんに「体または手足が冷えます」と訴えても、まともに取り合ってもらえないことが多いはずだ。なぜなら、西洋医学には「冷え」という診断名はないし、ましてや冷えが、万病の要因になる、などという考えはまったく存在しないからである。しかし、**漢方医学は「冷え」をどうするかの医学といっても過言ではない。**

約2300年前に書かれた漢方医学の原典ともいうべき『傷寒論《しょうかんろん》』は、文字通り「寒さに傷《やぶ》られた病気を論ずる書」という意味で、最初に出てくる薬が桂枝《けいし》（ニッキ＝シナモン）、芍薬《しゃくやく》の根、大棗《たいそう》（ナツメ）、生姜《しょうが》など、体を温める生薬から成る風邪薬の「桂枝湯」である。これに、葛《くず》の根と麻黄《まおう》を加えたものが、「葛根湯《かっこんとう》」で、風邪の妙薬として有名だ。葛根湯を熱い湯で飲むと、30分もしないうちに汗が出はじめ、肩こりや関節・筋肉痛などがやわらぎ、スーッと風邪が抜けていくことをよく経験する。

江戸時代に、風邪の患者にも、下痢や腹痛の人にも、発疹でやってきた子供にも、とにかくどんな病気にも葛根湯しか処方しない、という「葛根湯医者」がいたことが落語に出てくる。もちろん、少し馬鹿にしたような、面白半分の話として語られるが、葛根湯医者は、むしろ病気の本質を見抜いていたのかもしれない。

人間の体温（脇の下で測る）の平均は36・5℃前後とされているが、それより1℃下がると30％以上免疫力が落ち、逆に1℃上昇すると、免疫力は一時的に5〜6倍になることが科学的に明らかにされている。

ウォーキング、スポーツ、入浴、サウナ、岩盤浴等々で、うっすらと汗をかき始める頃が、体温が1℃上昇したことを表す。つまり、免疫力が5～6倍にアップしているのである。葛根湯で、発汗が始まる頃には、同様に、免疫力が5～6倍に上昇するのだから、あらゆる病気を治す力が増す、ということになる。

冷えると、免疫力が低下する他にも、脂肪、コレステロール、糖、尿酸、乳酸、ピルビン酸などの余剰物、老廃物の燃焼・排泄が低下して血液が汚れてくるし、逆に体温が上がると、こうした余剰物や老廃物が燃焼・排泄されて血液が浄化される。

(5)環境汚染物質

工場から出されるばい煙や自動車の排気ガス中の種々の有害物、ごみ焼却炉から発生するダイオキシン、農作物に付着している残留農薬、食品添加物、それに化学薬品等々、人間が科学的に作り出したものが、飲食物や空気を通して、胃腸や肺から血液に吸収され、その結果、血液を汚す。

前記(1)～(5)のうち、いくつかが複合して、血液を汚すと、あらゆる病気になりやすくなる。毒ガス室に入れられると、有毒物質が肺を通して血液に吸収され、全身の細胞に運ばれて細胞を傷害し、60兆個の細胞の総和である人間の生命を死に至らしめることを考えてみるとわかりやすい。

血液は、約45秒に1回全身を回っているのだから、汚れた血液が60兆個の細胞に接し続けると、病気になるのはむしろ当然のことである。

(6) 水分の摂りすぎ

日本人の死因の2位（心筋梗塞＝約20万人）と4位（脳梗塞＝約11万人）が、ふたつとも血栓症であるため、〝血液をサラサラにして、血液をキレイにしよう！〟との大義名分のもと、「毎日水をなるべく多く摂るように」との指導がなされているが、これははなはだ疑問である。

確かに水は、生きるために空気の次に大切なもので、人間は「空気なしでは3分、水なしでは3日しか生きられない。食べ物なしでも、空気と水があれば30日生きられる」とされている。

しかし、何事も「過ぎたるは及ばざるが如し」で、水も多く摂りすぎると体に害を

図表13　石原式「冷」「水」「痛」の三角関係図

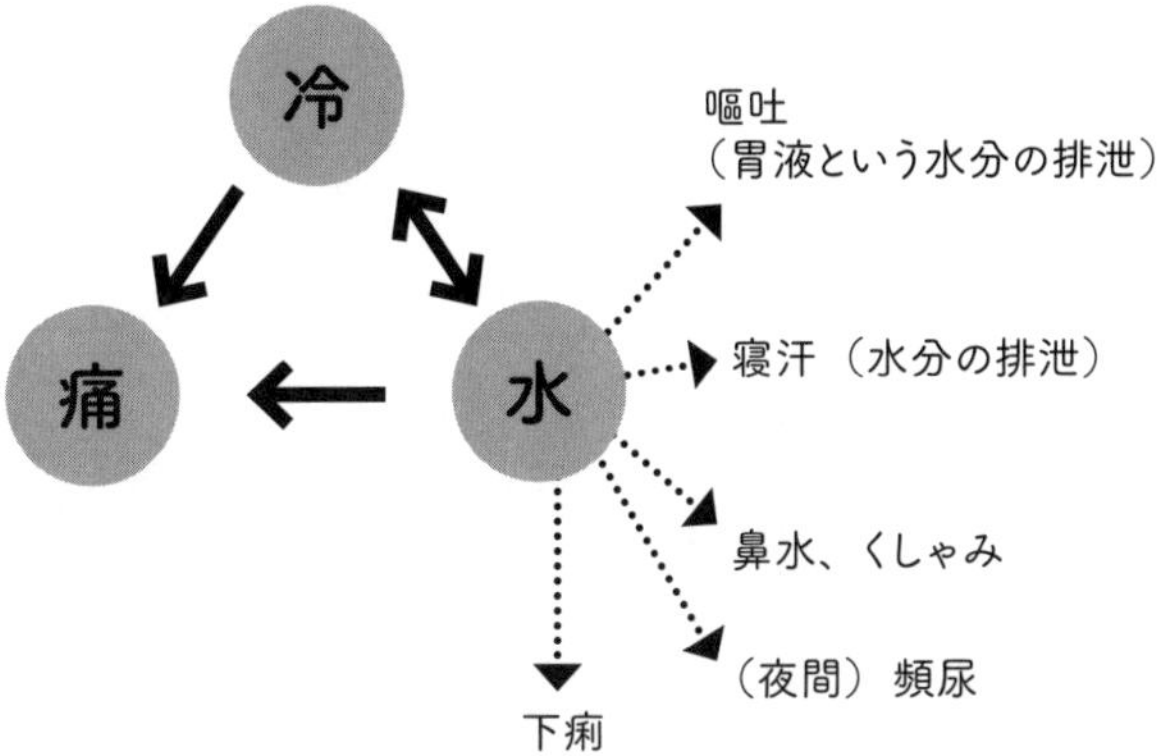

及ぼすのだ。雨が降りすぎると洪水になって災害が起こるし、我々の体の外の大気中に水分（湿気）が多くなれば不快指数が高くなるように、体内に水分が多くなりすぎると、体調を崩すのは当たり前である。それを、漢方では「水毒《すいどく》」といい、余分な水分は「毒」になると考えてきた（**図表13**）。

寝冷えすると、下痢（水様便）をして腹が痛む、ということは誰しも経験したことがあるだろう（冷→水→痛）。雨（水）にぬれると、冷える（水→冷）し、雨の日は、頭痛や関節痛がする（水→痛）ことも多い。また、冷房の中に長くいると、腰痛や筋肉痛、生理痛がひどくなる（冷→痛）人もいる。

このように、「冷」「水」「痛」は、お互いに関連しあっている。

1日のうちでいちばん体温が下がる時間帯は、午前3時から5時で、この時にいちばんよく人が亡くなるし、喘息や異型狭心症の発作も起こりやすい。また、不眠症の人が覚醒するのもこの時間帯である。

体温が低下することは、体にとって、由々しいことなのである。したがって、体が冷えた場合、体を冷やすひとつの要因である余分な「水分」を捨てて、体を温めようとする。それが、

「寝冷え」→下痢（水様便）
「冷えて風邪を引く」→鼻水、くしゃみ、水様痰の喀出
「夜、体温、気温が下がる」→夜間頻尿

などの症状なのである。

偏頭痛もちの人が、あまりにひどくなると吐く、というのも、胃液という水分を捨て、体を温めて、痛みを取ろうとする反応だ。また、大病すると寝汗をかくのも、気

温、体温が下がる夜間に、体内の余分な水分を捨て、体を温めて免疫力を上げて、病気と闘おうとするメカニズムに他ならない。

このように余分な「水分」は、種々の症状や痛みの要因になっていることが多いが、他にも、以下のような病気は、漢方的、自然医学的にみると「水毒」である。

・**緑内障**……目の水晶体を洗っている眼房水の増加＝眼圧上昇。目の奥が痛む（水↓痛）、時に嘔吐。

・**アレルギー**……鼻炎（くしゃみ、鼻水）、結膜炎（涙）、喘息（水様痰）、アトピー（湿疹）、これらの症状のすべてが、体内の余分な水分の排泄現象。

・**メニエル症候群**……内耳の中のリンパ液という水分の過多で、平衡調節がうまくいかず「めまい」「耳鳴り」を生ず。ひどくなると嘔吐（胃液という水分を捨てる）して治そうとする。

・**帯状疱疹**《たいじょうほうしん》……水疱により、体内の余分な水分を捨てる。

・**頻脈・不整脈**……「冷え」と「水」を追い出すために、体温を上げようとする反応。脈が10増えると、体温が1℃上昇する。

また、「雨にぬれると体が冷える」ように、体内に余分な水分が存在すると、それが「冷却水」となり、体内の糖分、コレステロール、中性脂肪などの熱源の燃焼を妨げる。その結果、高血糖＝糖尿病や高脂血症などが生じてくる。

このように、糖や脂肪が血液内に多すぎることも、「血液の汚れ」のひとつとなるが、他にも水分過剰で体温が下がると、尿酸、乳酸、ピルビン酸、アンモニア等々の老廃物、有害物の燃焼・排泄機能が低下し、それらが血液中に多くなって、血液を汚す。つまり、「余分な水分は血液を汚す」ことになるわけだ。

西洋医学では、飲んだ水分は必ず排泄されるものだ、という前提で、「水分を多く摂れ」とすすめているようだが、「むくみ」「下半身デブ」をはじめ、前述のような病気のある人は、すべて「水分過剰」の状態が原因といってよい。

「呼吸（呼《は》いて吸う）」「give and take」「出入口」「出納帳」といった言葉に如実に示されているように、宇宙の原則は「出す」ほうが先である。3分間止められれば、死に至るほど大事な空気（酸素）も、吸いすぎると痙攣を起こして気を失う（過呼吸症候群）ことからしても、その原理が理解できよう。

水分も、運動、入浴、サウナなどを励行し、汗や尿で十分に出してからしっかり摂るなら何の問題もないが、ほとんど動かない人が、水分ばかり摂ると、前述したような「水毒」に陥り、そうした概念がない西洋医学にかかっても、チンプンカンプンな治療しかしてもらえないのである。

もし、あまり運動をしない人が水分を摂るなら、紅茶、ショウガ紅茶、ハーブティー、昆布茶など、体を温めて利尿作用もあるものを摂るべきだ。水、緑茶、コーヒー、麦茶、清涼飲料水などの、体を冷やす、すなわち腎臓をも冷やして利尿作用を妨げるような水分の摂取過多は好ましくない。

血液が汚れた場合に体が示す治癒反応

血液が汚れた場合、人間の体は、先に述べたように「頭痛、めまい、のぼせ、こり、痛み……」などの自覚症状や「赤ら顔、クマ、手掌紅斑」などの他覚症状で、瘀血のサインを出してくる。

しかし、これを無視して同じ生活習慣を続けると、その汚れた血液を何とか浄化しようとして体は、以下(1)〜(4)に示すような種々の反応を呈してくる。その反応を西洋医学では「病気」とみなして、「抑える、たたく、切り取る」などの対症療法に終始しているからこそ、医学が長足の進歩を遂げ、医療技術が発達し、医師数がここ40年で2倍以上になっても、病気や病人が減るどころか、逆に増えている、という奇怪な現象が生じているわけだ。

(1) 発疹

血液内の老廃物、有毒物は、肝臓や腎臓の解毒器官で解毒・排泄されているが、実は体内、血液内の老廃物・有害物を直接、貪食《どんしょく》・処理しているのは、血液中に数百億個も存在している白血球である。

血液内に、胃腸や肺を通して有毒物や有害物が入ってきたり、体内で老廃物が多く生成されたりして、白血球のマクロファージや好中球《こうちゅうきゅう》が処理できないほど老廃物が増えて血液が汚れてくると、白血球がそれを察知して好酸球や好塩基球に知らせ、アレルギー反応を起こして、ジンマ疹や湿疹、皮膚化膿疹などの発疹を出して、血液内の老廃物を体外に捨てようとする。

西洋医学では、こうした「皮膚病」を「皮膚の病気」と考え、ステロイド剤や抗ヒスタミン剤でその反応自体を抑え込もうとするので、皮膚病はなかなか治りにくいのである。漢方医学では、葛根湯や十味敗毒湯《じゅうみはいどくとう》などの発散剤を用いて、汗や尿で血液内の老廃物を体外へ排泄して血液を浄化することで、皮膚病を治すという立場をとる。そうして漢方で治した皮膚病は再発しにくい。

昔から、ハシカ、梅毒、発疹チフスなど、発疹を伴う病気では、「発疹がひどい人ほど、病気自体は軽くて済む」ことが経験的に知られているが、この事実こそ、発疹は血液の浄化反応であることを雄弁に物語っている。

(2)炎症

発疹を起こす体力のない老人や虚弱体質の人、せっかくの発疹を薬で抑えている人、または体力がありすぎて、少々の血液の汚れなどでは痛痒《つうよう》を感ぜず、血液内にその汚れを溜め込んでいる人の体内では、血液の汚れの原因である老廃物・有害物を燃やして血液を浄化しようとする反応が生ずる。それが肺炎、気管支炎、胆のう炎、膀胱炎、髄膜炎、肝炎、すい炎など「炎」がつく「炎症」性疾患である。

西洋医学では「炎症」の原因は、細菌、ウイルス、真菌（カビ）などの病原菌と考える。しかし、こうしたバイ菌は、どぶ川、便所、ゴミ溜め、死体など、汚いところにウヨウヨ生息しているが、清流やコバルトブルーの海の中にはほとんど存在しない。なぜなら、こうしたバイ菌は、地球上の不要なもの、汚いもの、余剰物などを分解して、土に戻す使命をもって、この世の中に存在しているからである。

よって、**こうしたバイ菌が、体内に入ってきて、肺炎、気管支炎、胆のう炎などの炎症を起こすのは、体内、血液内が汚れていることを表している。**

西洋医学では、血液の老廃物の浄化燃焼のために「侵入して下さる」バイ菌を抗生物質で殺したり、せっかく老廃物・有毒物を燃やしている反応である熱を解熱剤で抑えたり、血液を汚す最大の原因である食べすぎを抑えるために体が示している「一時、食を拒否する」という食欲不振に対して、「体力をつけるために少しでも食べなさい」と食を強制するのだから、ある面、逆療法である。

その点、漢方では、体を温める成分から成る葛根湯を、炎症疾患に処方する。葛根湯がバイ菌を殺すわけではないが、体を温めることにより、血液内の老廃物が汗と共に排泄されて、血液が浄化されるので、バイ菌が入ってくる理由がなくなり、風邪や気管支炎などの炎症が治るわけだ。

その点、日本の民間療法のショウガ湯やショウガ紅茶、卵酒（日本酒の熱燗1合に卵の黄身1個を入れる）、ヨーロッパの民間療法のレモンウイスキー（ウイスキーのお湯割りにレモン汁を絞る）や、ホットワイン（赤ワインの熱燗）が、風邪やインフルエンザ、気管支炎などの炎症疾患に奏効するのは、理にかなっている。

(3) 動脈硬化、高血圧、血栓、出血、結石

(2)と同様、発疹や炎症を起こす体力のない虚弱者や老人、そうした反応を薬で抑える人、または体力がありすぎて反応が出てこない人の体内では、汚れた血液中の老廃物を血管の内壁に沈着させて血液を浄化させようとする反応をすることがある。それが動脈硬化である。

それによって、血液は一時的にキレイになるが、血液の通る道が細くなるのだから、心臓は力を入れて血液を押し出そうとする。それが高血圧なのである。

「高血圧」は「血液が汚れていますよ」「血管が細くなっていますよ」という体の叫

び と考えてよい。にもかかわらず、西洋医学では、高血圧に対しては血管を拡張させる薬や、心臓の力を弱める薬で対処しようとする。一時的には、脳梗塞や心筋梗塞の予防につながりはしても、それまでと同様の生活習慣を続けると、また血液が汚れてくる。しかし、血管に沈着して血液を浄化する方策である血管の狭細化にも限度がある。よって、一か所に汚れを固めて血栓を作るか、出血して汚れた血液を体外へ排泄しようとする。

西洋医学では、血栓と出血に対しては、正反対の治療をするが、漢方ではどちらにも駆瘀血剤の桂枝茯苓丸《けいしぶくりょうがん》や黄連解毒湯《おうれんげどくとう》など、同じ薬を用いる。つまり、血栓も出血も瘀血（＝血の汚れ）が原因で、症状の表現型が違うだけ、と考えるからだ。

洋の東西をとわず、昔からあらゆる病気に瀉血療法《しゃけつ》が用いられてきたが、瀉血（＝血液を外部に排出させる）には血液を浄化する働きがある。

数年前に見学で訪れたドイツのミュンヘンの市民病院には、内科、外科、皮膚科、などの一般診療科の他に、自然療法科なるものがあり、ここでは生薬療法や温熱療法の他にも、リウマチやガン患者にヒルで血を吸わせる療法が行われていた。一種の瀉血療法である。

最近日本でも、C型肝炎の患者に瀉血療法が施されるようになってきた。

これまでC型肝炎の治療は、インターフェロン療法が主流であったが、日本人のC型肝炎患者は、インターフェロンが効きにくい人も多いし、副作用も少なからず存在する。肝炎になると、肝臓に鉄分が過剰に蓄積されて、肝炎を悪化させ、肝臓ガンを誘発しやすくなる。月に1〜2回血を抜くことで、血液中のヘモグロビン（赤血球の色を出している鉄を含んだ色素＝血色素）を11g以下（正常値は男性が13〜16・5g／dl、女性が11・5〜14・5g／dl）に保つと、2〜3か月で肝細胞の変性や壊死が起こりにくくなり、GOTやGPT値も改善してくる、という。

西洋医学的には「鉄」の多寡で瀉血療法の効果を評価しようとしているが、東洋医学的にみると、瀉血する（血を抜く）ことで、血液の汚れが取れることが、肝炎という「炎症」の状態を改善させるものと考えられる。

胆石や尿路結石もまた、血液の汚れを浄化しようとする反応と考えられる。

肝臓で生成され、胆管を通って十二指腸に注がれて、口から入ってきた食物の脂肪を消化する働きをしている胆汁が、常在成分のビリルビン、コレステロールをはじめ種々の余剰物や老廃物で濃くなりすぎると、胆汁の流れをサラサラに保つために、ビリルビン、コレステロールを析出して石を作る。これが胆石である。

胆汁ももともとは血液の成分から作られるのであるから、胆汁の汚れは血液の汚れが基盤にある、といっていいだろう。

また、尿の中の成分である尿酸、カルシウム塩やリン酸塩、シュウ酸塩などが多くなりすぎると、正常な尿の流れを保てない。よって、それらが核となって石を作り、残りの尿をサラサラにしようとする。これが尿路（腎臓、尿管、膀胱）結石である。尿は、血液から作られるものであるから、血液の汚れが尿の汚れを作り、結局は尿路結石を作る、といってよい。

(4)ガン腫

第1章でも述べたように、ここ40年間で、ガンに関する研究、治療法は長足の進歩を遂げ、医師数も約13万人から約32万人へと2倍以上に増加した。しかし、反比例するかのように、ガンでの死亡者数は約13万人から約38万人と著増している。医師たちは、ガンで入院してくる患者に対して、どのような手術をするか、どのような抗ガン剤を使うべきかと一生懸命であろうが、マクロビオティックにみると、ガン激増の現実は、ガンに対する西洋医学的な対処法が正鵠《せいこく》を射ていないからではないか、という疑念が生じてくる。

西洋医学では、ガン腫を手術で切除する、放射線で焼却する、抗ガン剤で抹殺する、などのように、とにかく体内に生じた異物を除去しようとする治療に終始する。

しかし、死んだ人の体には、絶対にガンはできてこないのだから、ガンも生体が生きていくためのひとつの反応と考えたほうが合理的であろう。

1950（昭和25）年に東京医大を卒業され、その後、血液生理学を専攻されて、その立場から「ガンは血液の汚れを浄化する延命措置である」という結論を出された世界的な自然医学界の権威・森下敬一医博の見解は、東洋医学的にみた「万病一元、血液の汚れから生ず」という思想にピッタリと一致する。

体内・血液内の老廃物・有害物の掃除屋（スカベンジャー）は、白血球であるが、この白血球とガン細胞とは、多くの共通点をもっている。ひとつは、白血球とガン細胞のみが体内を自由に移動できる細胞であること。また、両者ともたくさんの活性酸素を産生し、それを対象物にふりかけて弱らせ、不要になった細胞やバイ菌、老廃物を貪食・処理することなどである。

こうみてくると、ガン細胞が血液の浄化装置、とする考えは、まことに正鵠を射ているといってよいだろう。

したがって、ガンを治すには、ガン腫を抹殺するのではなく、血液を浄化することこそが、肝要であることがわかる。

この章の最初（115頁）に示した**図表8**の「ガン予防の効果がある食品のピラミッド」は、活性酸素を除去する力の強い食品ほど「ガン予防効果がある」という意味である。紫外線の浴びすぎ、食べすぎ、アルコールの飲みすぎ、タバコの吸いすぎ、化学薬品の摂取、運動のしすぎ・しなさすぎ、睡眠不足、ストレス等々、体にとってよくない習慣が重なると、体を作っている60兆個の細胞から活性酸素が発生してくる。活性酸素は、細胞膜や脂質を酸化させ、細胞の核を酸化・変性させて、炎症、ガン、動脈硬化、老化などを引き起こす元凶とされている。西洋医学でも、活性酸素こそ万病の要因となる、としている。

しかし、もともと、白血球からたくさん放出されて、バイ菌を弱らせたり、有害物を燃焼させて、貪食をしやすくするための物質として、活性酸素の研究が始まった。「活性酸素」は文字通り、酸化力＝燃焼力の強い酸素である。前述のような悪い生活習慣の結果できた老廃物、有害物を酸化燃焼させるために、60兆個の細胞が産生放出するもので、むしろ燃焼を助ける作用があり、悪者と考えるのはおかしい。

野菜に含まれるファイトケミカルは、活性酸素を除去する。その除去する力（＝抗酸化力）の強いものが、ガンを予防する力が強い、と考えられていることは前述の通りだ。

しかしこのファイトケミカルは植物や人体内の有害物や老廃物を解毒・排泄するのが主作用であり、その結果、体内に有害物や老廃物が少なくなると、各細胞から活性酸素を産生放出する必要がなくなる。この現象を、西洋医学的には「ファイトケミカルが、活性酸素を除去する」と判断したのであろう。

よって、ピラミッド上部に示されている**「ガン予防効果の強い」野菜に含まれる種々**

のファイトケミカルは、ガンの前の段階の病気である動脈硬化、高血圧、血栓、結石、炎症、発疹などに対しても十分な予防・改善効果があることは、当然の理である。

病気を防ぎ、病気を治す食べ方

これまで述べてきたことからおわかりのように、「病気を防ぎ、病気を治す」には、「血液の汚れを取り、血液をキレイにする」に尽きる。

風邪や気管支炎、胆のう炎などにかかったり、ガンも中程度以上に進んだり、心筋梗塞や脳梗塞の発作が起こったりすると、はたまた単なる疲れでも、ひどくなると、必ず「発熱」と「食欲不振」というふたつの症状を呈してくる。野生の動物もペットも、病気をすると食欲がなくなり、熱を出すことが多い。

つまり「発熱」と「食欲不振」こそが、病気を治す、つまり血液をキレイにする、体が自然に備えている反応であるということがわかる。よって、日頃から、ウォーキングやスポーツ、入浴、サウナ、岩盤浴などで体を温め、食べすぎを避けて、腹八分を保っていれば、病気にはかからない、といっても過言ではない。

「免疫」という言葉を最近、よく耳にするようになった。これは、血液中を遊泳している白血球の力のことで、外から侵入してくるバイ菌やアレルゲン、体内に生じてくるガンなどを貪食・殺菌する働きのことである。もちろん、その通りなのだが、白血球の本来の働きは、体内・血液内に外から入ってきたり、代謝の結果生じた有害物や老廃物の貪食・処理、つまり血液をキレイにすることにある。

体温が1℃上昇すると、免疫力が一時的に5〜6倍になることは前述したが、それはすなわち、白血球の貪食・殺菌能力が5〜6倍になるという意味なのである。人は、寒いところでは手足がかじかみ、動作が鈍重になるが、暖かいところや、入浴で体を温めると、手足の動きや動作が活発になることを考えると、理解しやすい。

我々が飲食物をいっぱい食べて満腹になると、種々の栄養素が血液中に吸収され、血液中の脂肪、糖分、ビタミン、ミネラル類もいっぱいになる。すると、血液中を泳ぎ回っている白血球も、そうした栄養素を存分に食べ、満腹になるから、血液中の老廃物や有害物、外から入ってくるバイ菌、体内で発生するガン細胞などを十分に食べなくなる。つまり、免疫力が落ちるのである。

逆に、我々がお腹を空かせると、血液中の栄養素も不足して、白血球も「空腹」になり、血液内の老廃物、外来のバイ菌、ガン細胞などに対する貪食力が増す。つまり、「免疫力」が上がるのである。だからこそ、種々の病気にかかった時、食欲がなくなるのだ。これこそが、免疫力を上げて病気を治そうとする治癒反応に他ならない。にもかかわらず、西洋医学ではせっかくの「食欲不振」に対して「体力をつけるために、無理してでも食べよ」などという指導がなされている。

最近話題になっているメタボリック・シンドロームや生活習慣病とは、高脂血症、高血糖（糖尿病）、高尿酸血症（痛風）、高塩分血症（高血圧）、高体重（肥満）などのように、すべて「高」のつく食べすぎ病である。にもかかわらず、こうした病気に対して、「1日3食きちんと食べるべし」とか「朝食を抜かずにしっかり食べるように」などと指導されているのだから、本当にあきれてしまう。

私の知人に「朝食は食べたくないのだが、糖尿病の薬を服用しなければならないので、朝食を無理に食べている……」と、真顔で話した人がいるが、これこそ、「本末転倒」である。

毎日、規則正しい生活をし、運動も十分にやり、睡眠も十分にとって健康診断で全く異常のない人は、「よく噛んで腹八分」を条件に、1日3食しても構わないだろう。

しかし、一般のサラリーマンや自営業などの方々は、たいてい、夕方遅くまで仕事をし、その後夜遅くアルコールや食事を摂っている人が多い。その後、5〜6時間の睡眠しかとらない。よって、朝は、胃腸に食事が残っていて、「食欲がない」「食べたくない」という人が多い。

我々人類は、300万年前に、アフリカで、ゴリラの類縁から派生してきたとされている。また、すべての生命の始まりは、30億年前に海水の中に出現したアメーバ様の単細胞生物に遡る。もし、私の先祖となるゴリラが子供を生む前に死んでいたら、今の私はない。つまり、我々は今、30億年間この地球上に連綿と生きてきた生命の頂点にある。その間に経験したことをすべて遺伝子が覚えており、より長く、より健康に生きるために、「食べたい／食べたくない」「動きたい／寝ていたい」などという信号が遺伝子から送られてくる。それが「本能」というもので、ほぼイコール「自然治癒力」であろう。

よって、**本能が「食べたくない」と拒否している時に食べる必要など毛頭ないのである。**しかも、我々文明人の運動量や労働量からすると、1日3食はいかにも多すぎる。さらに、朝は「吐く息がくさい」「目やにや鼻糞がたまっている」「小便の色が黒い」などという排泄現象が旺盛で、いわば「血液の汚れ」を体外に捨てて、血液を浄化している時間帯なのである。この時に、無理して胃腸に飲食物を詰め込むと、排泄現象がストップして、せっかくの血液の浄化反応も止まってしまう。なぜなら、人体には「吸収は排泄を阻害する」という生理上の鉄則があるからである。

ただ、人間の60兆個の細胞は、糖分のみをエネルギー源にして生きている。よって、朝食べないと「フラフラする」とか「力が出ない」という人は、フルーツジュースや黒砂糖、ハチミツを入れた紅茶で糖分を補うとこと足りる。

朝を軽く済ませると、昼は断食後の補食のようなものだから、腹八分に軽く済ませるとよい。

おすすめは、そばか、うどんに、体を温め、代謝をよくし、発汗、排尿を促して、血液を浄化するネギと七味トウガラシをうんとふりかけて食べること。

そばやうどんにあきたら、同じく体を温めるピザやパスタに、タバスコ（体を温めるカプサイシンが入っている）をたっぷりかけて食べるのもよい。

朝食と昼食をこうして軽くしたら、夕食はアルコールを含め何を食べてもよい。これが次ページの**「石原式基本食」**だ。

これまでに上梓した拙著３００冊余に、ほとんど同じ食事法を提唱してきたが、おかげさまでどの本もよく売れており、10万部以上のベストセラーになった本が10冊もある。中には30万部を超したものもある。

そうした本を読まれた読者の方々から、「石原式基本食」を実行したら、「６か月で20kgの減量に成功した」「血圧が下がった」「肝機能がよくなった」「生理不順や生理痛が軽くなった」「喘息発作の回数が減った」……等々の喜びのお便りをこれまでたくさんいただいている。

【石原式基本食】

〈朝食〉

・食べたくない人は食べない　または、
・水またはお茶　または、
・**ニンジン・リンゴの生ジュース②**（245頁参照）をコップ1～2杯飲む　または、
・**ショウガ紅茶**（240頁参照）を1～2杯飲む　または、
・ニンジン・リンゴの生ジュースとショウガ紅茶をそれぞれ1～2杯飲む

〈昼食〉

・そば（ざる、とろろ、ワカメなど）にネギと七味トウガラシをたっぷりかける
または、
・具だくさんのうどんにネギと七味トウガラシをたっぷりかける　または、
・ピザやパスタにタバスコを存分にかける

〈夕食〉

・アルコールを含め、何をどれだけ食べてもよい

＊途中で空腹や口渇を感じたら、チョコレートや黒砂糖、黒アメ、黒砂糖入りのショウガ紅茶などで糖分をとれば、1～2分で空腹感や口渇が消える。

「空腹」「満腹」とは、お腹（胃腸）が「空っぽ」とか「満たされる」という意味ではなく、血糖が下がった時に脳の空腹中枢が、逆に血糖が上がったときに脳の満腹中枢が「空腹」「満腹」を感じるようになっているので、空腹を感じたら、黒糖やハチミツ入りの（ショウガ）紅茶やチョコレートなどを摂り、手早く血糖を上げてやればいいのである。

「空腹」のとき、ご飯やパン、ラーメン、お菓子などの炭水化物（多糖類）を食べると、胃腸で消化されて血糖になるまで30分から1時間はかかる。その間は「空腹」のままなので、どんどん食べることができ、血糖が上がってくる頃には「食べすぎ」になっていて、結局は栄養分の摂りすぎになる。そうして血液を汚すことになる。

以上のように、「石原式基本食」をすることを前提としたうえで、次章から各疾患に対する対処法を述べていきたい。

第4章

この病気にはこの野菜

発疹、アレルギー

ジンマ疹や湿疹、アトピーなどの皮膚疾患をはじめ、喘息や結膜炎、鼻炎などは西洋医学的には「アレルギー疾患」に分類される。

アレルギー（allergy）とは、ギリシャ語のallos（変わった）＋ergon（働き）という言葉から作られており、「変わった反応能力」という意味が込められている。

体外から、花粉、ダニ、ハウスダスト、サバや牛乳等々のアレルゲン（アレルギーの原因物質）や病原菌などが体内に侵入してくると、そうした抗原に対して、血液内のリンパ球が反応して抗体（免疫グロブリン）を作り、抗原をやっつけてしまおうとする反応が「免疫」現象である。

アレルギー疾患においては、抗原と抗体が結びついてできた抗原抗体複合物が、体内のマスト細胞を刺激して、ヒスタミンやセロトニンの産生分泌を促し、その結果、気管支の痙攣が起こったり、皮膚血管の透過性が増して、喘息やジンマ疹、湿疹が引き起こされる、というのが西洋医学的な見解である。

■アトピー、湿疹、ジンマ疹

第3章の(6)水分の摂りすぎ（128頁）でも述べたように、アレルギー性の結膜炎、鼻炎、喘息、アトピーで起こる症状のすべてが、体内の余分な水分の排泄現象であるし、目ヤニ、鼻汁、痰などの「老廃物」も、文字通り老廃物の排泄現象で出てくるものといえる。

体外から入ってきた、体の中で解毒・処理できない物質や、体内で生じた老廃物を水分と一緒に排泄しようとする反応が、アレルギー反応であり、決して「変わった反応」などではない。30億年間、地球上に連綿と続いてきた生命の頂点にある人体が、〝間違った反応〟などするはずはなく、やはりアレルギーとは、水を捨てて体を温めることによって、老廃物を捨て、血液を浄化しようとする反応と考えてよい。

【対処法】

以下、ひとつでもふたつでも、実行できるものを励行すること。

①ニンジン・リンゴ・キュウリ（ゴボウ）の生ジュース（244頁参照）を1日2～

3回に分けて飲む。ただし、朝食代わりに飲む場合には、1日1回でも可。これを実践して、体が冷えるような感じがある人は、代わりに**シソの煎じ汁**（240頁参照）を飲む。

②日頃よく食べ物を噛み、腹八分以下を守る。

③不必要な水分を摂るのをやめ、運動や入浴などをして十分な発汗をして、喉がかわいた時にのみ水分を摂るようにする。水分は、水、緑茶、コーヒー、麦茶、清涼飲料水などの、体を冷やすものでなく、紅茶、**ショウガ紅茶**（240頁参照）、ハーブティー、昆布茶など、体を温めるものがよい。

④湿疹、かゆみなどには、キュウリを輪切りにして直接貼ったり、キュウリの汁を直接または脱脂綿にひたして患部に塗る。

⑤水に浸したシソの葉をよくもんで、患部に貼る。

＊キュウリは、利尿作用の他、解毒作用や消炎作用に優れている。

＊ゴボウは、体を温める他、強力な解毒作用を有する。

＊シソの香気成分のペリルアルデヒドは、殺菌・解毒作用がある。また、体を温め、

発汗作用にも優れているので、煎じ汁を常飲することで血液の浄化や瘀血の改善につながる。

■喘息

喘息（asthma）は「あえぐ」の意味。気管支内に粘液（自然医学的にいえば、体内・血液内から排泄された水分と老廃物）が溜まり、気管支が狭細化するために、空気の出し入れが十分にできず、ヒューヒューと音がする病気である。よって、体を温めて気管支を拡張してやること、また、発汗や利尿を促して、余分な水分と老廃物を体外へ捨てることが必要である。

【対処法】

以下、ひとつでもふたつでも、実行できるものを励行すること。

①レンコン湯（239頁参照）を飲む。レンコンは体を温める陽性食品であるうえに、含有成分のタンニンが、消炎作用を発揮する。また意外と多く含まれるビタミンCが、副腎皮質からのコーチゾールの分泌を促して、喘息に効く。

②ナシ・ショウガ湯（239頁参照）を飲む。ナシは、消炎、去痰、利尿作用があり、特に呼吸器官の炎症に効く。ショウガは体を温め、発汗・利尿作用を発揮する他、含有成分のジンゲロンやジンゲロールは鎮咳、去痰作用が強力。

③ニンジン・パイナップル・タマネギの生ジュース（246頁参照）を1日1〜2回飲む。パイナップルに含まれるブロメリンが、痰の構成成分のフィブリン（タンパク質の一種）を分解して、去痰作用を発揮する。タマネギは、血行をよくし、体を温めて発汗・利尿を促す。

炎症

炎症（inflammation）とは、発熱や熱感を示す病変の総称だ。flameは「炎」の意味で、医学の祖ヒポクラテスは「人体に備わった自然治癒力により、病的物質を燃焼し、料理する過程である」と述べている。

ローマ時代の医師セルズスは、紀元前25年頃「炎症とは、発赤、腫れ、痛み、発熱を伴う病変である」と記載しているが、これは「炎症の四徴」といわれ、今でも急性炎症の症状として十分に通用する。

脳炎、気管支炎、腎炎、胆のう炎など「炎」のつく病気は、すべて「炎症」性疾患である。その原因としていちばん多いのは、細菌、ウイルス、真菌（カビ）、原虫などの病原菌によるものである。

炎症が起こると、病原菌を貪食《どんしょく》・殺菌するために白血球が増加してくる、とされている。しかしその白血球は、元来は体内・血液内の老廃物を貪食・処理するために存在することは第3章でも述べた通り。したがって、血液内の老廃物・有毒物が多く、白血球を増やすだけでは処理しきれなくなったために、バイ菌の力を借りて、それらを燃焼している様子が「炎症」であると考えてよい。

よって、「炎症」が起こると、老廃物の燃焼を促すため発熱し、また血液を汚す最大の原因である食物の摂取制限をするべく、「食欲不振」が起こるのである。だから、「炎症や発熱」にかかった時に「体力をつけるため」として、無理に食べることは逆療法になる。

つまり、日頃腹八分にして、運動や入浴などをして体を温め、老廃物をあらかじめ捨てておけば、炎症にはまずかからない。

また、炎症の予防・治療には、白血球の働きを強め、血液中の老廃物・有毒物の貪食力を高めておけばよい。ニラ、ニンニク、ネギ、タマネギなどのアリウム属の野菜や、ダイコン（に含まれるイオウ化合物）を日常的に多食するとよい。

■風邪、咳、気管支炎、インフルエンザ

風邪、気管支炎、肺炎などの病気は、病原体として細菌、ウイルス、真菌（カビ）

などが悪役としてあげられる。しかし、本当の原因は「血液の汚れ」、つまり体内の老廃物であることはこれまでも述べてきた通りだ。

呼吸器は体内の老廃物や酸毒物、不要物を排泄する解毒器官である。血液中の老廃物などを処理すべく、それらが鼻やのど、気管支、肺などに排泄された時、そこに細菌やウイルスが侵入してきて炎症が起こった状態が、風邪、気管支炎、肺炎である。

また、風邪は英語でcommon coldというぐらいなので、「冷え」の病気でもある。冷えると、体内での化学反応・代謝が十分に行われず、老廃物や酸毒物が産生されたり、排泄・燃焼も悪くなって血液が汚れるので、それを燃焼するためにウイルスや細菌などの病原体が侵入してくる、と考えてよい。

この時、**西洋医学では抗生物質や解熱剤が処方されるが、自然医学的にみると「?」がつく。この処方では、一時的に熱は下がるが、病気が長引いたり、ぶり返すことも多い**からだ。発熱・発汗を促して、体を温めるのがいちばんの治療なのである。

【対処法】

以下、ひとつでもふたつでも、実行できるものを励行すること。

①発熱して食欲がない時は、無理して食べない。「食欲不振」は血液を汚す老廃物の原料である食物の摂取を一時的にストップさせ、血液を浄化する反応である。こうすることで白血球の貪食・殺菌力を増強し、免疫力を強くする反応でもある。

②風邪のごく初期なら、体力のある人は、ウォーキングやサウナ、入浴で発汗すると、早めによくなることがある。葛根湯《かっこんとう》と同じ原理で、汗で老廃物を排泄し、血液を浄化する他、温まることで免疫力も増強される。

③体を温める飲み物を摂る

・熱い味噌汁にネギをたくさん入れて飲み、すぐに就寝する。

・**ショウガ紅茶**、**ショウガ湯**（240頁参照）を1日2～3回飲む。

・**ダイコン湯**（239頁参照）を飲む。

・梅干し2個を網で黒焼きにして湯飲み茶碗などに入れ、熱い茶を注いだ梅干し茶を飲む。

・**レモン湯**（239頁参照）を1日2～3回飲む。

・**ニンジン・リンゴ・ダイコンの生ジュース**（242頁参照）を1日2～3回に分け

て飲む。ダイコンは去痰、鎮咳作用がある他、辛味成分のイオウ化合物が白血球の働きを高め、免疫力を上げる。

④アルコールが飲める人は、以下の飲み物を飲み、すぐに寝るのがおすすめ。

・**卵酒**：日本酒の熱燗50ccに卵の黄身を入れて一気に飲む。

・**ホットウイスキー**：ウイスキーのお湯割りにレモンを1／2〜1個絞り入れて飲む。

・**ホットワイン**：赤ワインの熱燗を飲む。

・**ショウガ酒**：日本酒20ccを湯飲みに入れ、すりおろしショウガを10〜15滴ほど加えて、熱い湯を30cc程度注いで飲む。

■胃炎、胃・十二指腸潰瘍

胃粘膜の血行不全や、有毒物質による腐食作用、機械的傷害作用（内視鏡施行中の失敗など）、神経的作用（ストレス）などが原因で起こってくる。心窩部《しんかぶ》（みぞおち）の痛み、特に空腹時痛、げっぷ、食欲不振などの一般的な消化器症状の他、ひどくなると胃・十二指腸粘膜から出血し、便の色が黒くなる（タール様便）。

根本的治療は、胃・十二指腸粘膜の血行をよくしてやることが、いちばんである。胃・十二指腸潰瘍にかかっている人の心窩部を触診すると、例外なく冷たい。つまり、その下に存在している胃や十二指腸の血行が悪い、ということを表している。血液の循環が悪いところに病気は発生してくるし、逆に血行をよくしてやると治りやすくなる。

「ハゲに胃ガンなし」と昔からいわれるが、胃ガンをはじめ、胃炎、胃・十二指腸潰瘍は体の温かい陽性体質の人はかかりにくく、冷え性（陰性体質）の人がかかりやすい病気である。

また、胃潰瘍には「牛乳がよい」と西洋医学や栄養学ですすめるが、これは牛乳には潰瘍を治すビタミンUが含まれているからである。しかし、牛乳は体を冷やす作用があるので、体が温かい陽性体質の人の特効食であり、陰陽論からいうと、陰性（冷え）の病気である胃・十二指腸潰瘍の人には、おすすめできない食品だ。

【対処法】

以下、ひとつでもふたつでも、実行できるものを励行すること。

①1口30～50回噛んで食べると、だ液が盛んに分泌される。だ液の中には炎症や潰瘍を治す成分が含まれている。

②**キャベツ・リンゴの生ジュース**（246頁参照）を1日2回に分けて飲む。朝食代わりに飲む人は、1日1回でも可。ジュースを飲むと「冷える」と感じる人は、刻みキャベツにかつお節と醤油をかけて食べるとよい。キャベツには、粘膜を修復し、潰瘍を治すビタミンUが含まれている他、止血作用の強力なビタミンKが含まれている。

③黒豆を黒砂糖で煮たものを毎日食べる。

④ジャガイモ1個をすりおろし、ガーゼで濾《こ》したものを1日3回温飲するか、ジャガイモを1cmほどの厚さに切り、網で真っ黒になるまで焼いたものを1日2～3枚食べる。

⑤**梅醤《ばいしょう》番茶**（238頁参照）か、**シソの葉加ショウガ湯**（240頁参照）を1日2～3回飲む。

⑥腹巻+カイロを心窩部にあて、温める。

■肝炎、脂肪肝

肝炎ウイルスには、A型（急性流行性肝炎）、B型（血清肝炎）、C型（いちばん多く、大半の肝硬変、肝臓ガンの原因）の他、G型まで7種類のウイルスが見つかっている。その他に、アルコール性肝炎や薬物性肝炎などがある。

肝臓は、血液や体内に発生した有害物の解毒器官であるため、過食や肉食過剰により腸内に有毒物質が生じると、その解毒に追いやられる結果、肝臓が傷めつけられ、ウイルスやアルコールや薬剤によって肝炎を発症しやすくなる。同様に、便秘をすると腸内に有毒物が発生し、肝臓を傷める要因になる。

このように、肝炎ウイルスは肝炎を起こす引き金にすぎず、肝炎の本当の原因は過食や肉食過剰、便秘などによる腸内や血液の汚れ（腐敗）ということになる。

肝臓の力の低下は、顔や腕などの褐色の色素沈着（シミ）などとしても現れるが、慢性肝機能障害では、クモ状血管腫（顔や胸部に表れるクモの脚のような赤色の血管の枝）、手掌紅斑（手のひらが赤くなる）、女性乳房（男性の胸が女性の乳房のように膨らむ状態)、睾丸の萎縮、黄疸などが発生してくる。

なお、正常の肝臓に約3%含まれている脂肪(中性脂肪)が、10%を超えると脂肪肝と診断される。原因は、飲酒過多、糖尿病、薬剤、飢餓などであるが、いちばん多いのは過栄養性脂肪肝で、放置すると肝炎と同様の症状を呈する。

対策は「肝炎」に準じるが、汗をかくような運動や、減量を心がけることが特に大切である。


【対処法】

以下、ひとつでもふたつでも、実行できるものを励行すること。
①過食、特にアミン、アンモニア、スカトールなどの猛毒を作る恐れのある肉の過食を控える。
②エビ、カニ、イカ、タコ、シジミ、アサリ等の魚介類は、利胆《りたん》(胆汁の流れをよくする)作用と、強肝作用を有するタウリンを含むので、積極的に食べる。
③**ニンジン・リンゴ・キャベツの生ジュース**(245頁参照)を、1日2~3回に分けて飲む。朝食代わりに飲む人は、1日1回でも可。ニンジンはイオウ、塩素、リ

ンなど胃腸、肝臓を浄化するミネラルを含む。キャベツは、強肝・解毒作用に優れたビタミンUを含む。

④キュウリの皮200gと水コップ2杯（360cc）を鍋に入れ、弱火で半量になるまで煎じ、1日3回に分けて温服する。

⑤右上腹部から心窩部（みぞおち）にかけて、1日1～2回、**ショウガ湿布**（237頁参照）をして、肝臓への血行をよくする。

⑥腹巻をして、腹部、特に肝臓の位置する右上腹部を温める。

■胆のう炎

胆のう炎は大腸菌、ブドウ球菌、連鎖球菌などの細菌による胆のうの感染症で、発熱、右上腹部痛、吐き気が主な症状である。

肝臓で作られた消化液の胆汁を十二指腸へと運ぶ管が胆管で、その途中にある胆汁を凝縮して溜めておく袋が胆のうである。

正常な状態では、細菌類は、胃・十二指腸には棲みつけないので、胆のう炎を起こす細菌類は、大腸から這い上がってきて胆のうに棲みついたものである。こうした異常な状態は、大腸に腐敗が起こり、腐敗菌（悪玉菌）が顕著に増殖していることを物語っている。

胆のうに流れてくる胆汁の成分であるコレステロールやビリルビン、その他の成分が濃くなりすぎると、細菌のよい餌となり、細菌の増殖を助けることになるのも、胆のう炎の要因である。

胆汁も、もとはといえば、肝臓で血液からできるのだから、血液中のコレステロールをはじめ、余剰物、老廃物を少なくし、血液をキレイにすることが、胆のう炎の予防や治療にとって肝要である。

よって、胆のう炎の原因も、肉食や精白食の過剰により、便秘したり血液が汚れることにある。

【対処法】

①ニンジン・リンゴ・ホウレンソウ（キュウリ）の生ジュース（241頁参照）を、1日2〜3回に分けてゆっくり飲む。朝食代わりに飲む人は、1日1回でも可。

ホウレンソウとリンゴが大腸の大掃除をし、またニンジンが利胆（胆汁の流れをよくする）・強肝作用、リンゴが消炎作用を発揮する。キュウリは利尿作用に優れ、血液の老廃物を排泄し、血液をキレイにする。

②皮のまますりおろした**すりおろしリンゴ**（1回につきリンゴ1個）を、1日3回食べる。リンゴ酸の消炎・解熱作用、ペクチンの整腸作用による効果。

■大腸炎

消化器官は、上方から下方に向かって、口、食道、胃、十二指腸、小腸、大腸と命名されている。大腸の始まりは盲腸で、そこから上行結腸、横行結腸、下行結腸、S状結腸、直腸、肛門、と名付けられている。

この大腸に炎症が起こった状態が、下痢、腹痛、発熱を伴う「大腸炎」である。ひどくなると、血便を伴うこともある。

大腸炎は、白パン、白砂糖、白米などの低繊維・精白食品の摂りすぎや、肉食や過食によって便秘がちになった結果、腸内に余剰物や老廃物が溜まり、そこで腐敗菌が異常発酵を起こすことが原因である。
こうした腸内の腐敗産物（アミン、アンモニア、スカトール、インドール、硫化水素など）を洗い流すために、腸液をはじめとするすい液、胆汁、などの消化液が過剰分泌された結果、下痢をするのである。

【対処法】

以下、ひとつでもふたつでも、実行できるものを励行すること。

①**梅醤《ばいしょう》番茶**（238頁参照）を1日3～4杯飲む。

②**ニンジンスープ**（238頁参照）を1日数回温飲する。

③皮のまますりおろした**すりおろしリンゴ**（1回につきリンゴ1個）を、ゆっくり噛みながら、1日2～3回食べる。

④自然塩をフライパンで炒った**焼き塩**を布袋に入れ、ヘソのところに置くと、腸が温まり、下痢に効く。

■膀胱炎、腎盂《じんう》腎炎

尿路感染症は、排尿をがまんして排尿回数の少ない人や、糖尿や血尿のある人に、特に起こりやすい。細菌類は尿の中の糖やタンパク質などの不要物、余剰物、老廃物を餌として増殖するので、尿の回数が少なく、尿が濃い人に起きやすいのだ。

尿も血液から生成されるので、過食や運動不足を慎み、血液をキレイにするのが第一であるが、局所的には下腹部を冷やさないことが肝要である。女性の場合、ヘソより下が冷えている人がほとんどで、血行が悪く、白血球の巡回も少なくなるので、侵入した細菌を貪食・殺菌することが十分にできずに、膀胱炎や腎盂腎炎を起こしやすいという一面もある。

膀胱炎や腎盂腎炎になった場合、「水分をたくさん摂って尿量を多くし、細菌を洗い出せ」と西洋医学では指導するが、水分は体を冷やし、膀胱や腎臓あたりの血流を悪くすることもあるので、紅茶やショウガ紅茶など、体を温め、利尿作用も有する水分を摂る必要がある。

症状は、頻尿、排尿時の痛み、血尿などで、発熱を伴うことが多いが、特に腎盂腎炎の場合、悪寒や震えの後、急に高熱を発し、腰痛や吐き気を伴うなど、より症状が激烈である。

【対処法】

以下、ひとつでもふたつでも、実行できるものを励行すること。

①**ニンジン・リンゴ・キュウリ（パセリ）の生ジュース**（244頁参照）を、1日2～3回に分けて飲む。朝食代わりに飲む人は、1日1回でも可。キュウリは利尿作用があり、尿路の細菌を洗い流す。パセリは尿路の洗浄作用を有する。

②水分を摂る時は、体を温め、利尿作用もある**ショウガ紅茶**、**ショウガ湯**（240頁参照）、緑茶に梅干し、ハーブティーなどにする。

③膀胱炎、腎盂腎炎を繰り返す人は、**塩風呂**、**ショウガ風呂**（237頁参照）などで体を温め、全身浴の後に半身浴をして、下腹部を温める。さらに日頃、下腹部に腹巻を着用し、カイロをあてて温めるとよい。

④自然塩をフライパンで炒った**焼き塩**を布袋に入れ、腰から下腹部に置いて温める。焼き塩は冷めにくいが、冷めたら再び炒って使うほうがよい。

■皮膚の炎症（吹き出物、できもの、癤《せつ》）

癤は、毛包または皮脂腺に化膿菌（多くは黄色ブドウ球菌）が感染した結果起こり、特に顔面、首、背中、大腿内側に多く発症する。顔面の癤は、特に「面疔《めんちょう》」と呼ばれる。

俗にいう「できもの」「吹き出物」も同様の現象で、体内に老廃物が過剰になってくると、アレルギー反応により老廃物と水分が皮膚に排泄され、そこにバイ菌がくっついて、老廃物の燃焼、処理をしている様子が、皮膚の感染症（＝化膿）である。過食したり、甘いものを摂りすぎた時に、よく吹き出物が出ることを考えれば、合点がいく。

【対処法】

以下、ひとつでもふたつでも、実行できるものを励行すること。

①ニンジン・リンゴ・キュウリ（ゴボウ）の生ジュース（244頁参照）を飲む。キュウリは利尿を促し、血液の汚れを浄化する。ゴボウにはタンニンが含まれ、消炎作用や収斂《しゅうれん》作用を発揮する他、解毒作用や発汗作用に優れ、体内の老廃物の排泄をしてくれる。

②昔からヘチマ水が化粧水として使われてきたように、ヘチマやキュウリなどウリ科の植物の汁には美肌効果がある。キュウリを輪切りにして、皮膚の吹き出物に直接あてたり、キュウリの汁を直接、または脱脂綿にひたして患部に塗るとよい。

③カブの葉に少量の塩を加えて軽くもみ、患部に貼る。

④皮膚病の人に、「どちらかというと大食されるでしょう」と尋ねると、ほとんど例外なくイエスの答えが返ってくる。皮膚病は、食べすぎた結果できた老廃物を、皮膚を通して排出し、血液をキレイにしようとする反応である。よって、日頃、よく噛み、腹八分以下を心がけ、ウォーキング、スポーツ、入浴、サウナ等々で体を温め、発汗を促す必要がある。

循環器疾患

血液の汚れを浄化するべく、その汚れを血管壁に付着させたために起こる動脈硬化や、さらにその結果連発してくる高血圧、脳卒中、心筋梗塞などが、循環器疾患である。

西洋医学的には「循環器疾患」ではないが、胆石や尿路結石、痛風なども血液の汚れを固めて、血液を浄化しようとする反応に他ならない。

■動脈硬化

血管の内壁に老廃物やコレステロールが沈着して血管が硬く細くなり、全身に十分な栄養や酸素が運べないと、組織や器官の老化が進み、種々の病気が起こってくる。動脈硬化は、狭心症、心筋梗塞、脳梗塞、高血圧などの循環器疾患の下地でもある。

体内の動脈硬化が進んでくると、まず耳たぶの動脈硬化がいち早く顕在化し、シワとなる。また、角膜の周りを環状に取り巻く白色の輪は老人輪と呼ばれ、動脈硬化とほぼ並行して起こることがわかっている。

宇宙の物質はすべて「冷えると硬くなる」ことを考えると、動脈硬化の最大の原因は「冷え」とも考えられる。

【対処法】

以下、ひとつでもふたつでも、実行できるものを励行すること。

①ウォーキング、スポーツ、入浴、サウナなどにより、体温を上げる。

②**ニンジン・リンゴ・セロリ(パイナップル・レモン)の生ジュース**(243頁参照)を1日2~3回に分けて飲む。朝食代わりに飲む人は、1日1回でも可。セロリには、体内に沈着した物質を溶かす有機のナトリウムが含まれる。パイナップルには、動脈壁にくっついているタンパク質を溶かす作用がある。レモンのビタミンCやPは動脈内壁が傷つき、動脈硬化の発症要因となるのを防ぐ他、動脈壁の柔軟性を保つ。

③ニラ、ニンニク、ネギ、タマネギを多食する。これらに含まれる硫化アリルは動脈壁にくっついている悪玉コレステロールを貪食するマクロファージの働きを促進す

るので、動脈硬化の予防・改善に奏効する。

④魚や魚介類（エビ、カニ、イカ、タコ、貝など）を存分に食べる。魚油のＥＰＡ（エイコサペンタエン酸）やＤＨＡ（ドコサヘキサエン酸）は、善玉のＨＤＬ（高密度リポタンパク質）を増加し、魚介類のタウリンは血液をサラサラにすることにより、動脈硬化を防ぐ。

■高血圧

高血圧とは、上（収縮期）の血圧が１４０㎜Hg、下（拡張期）の血圧が90㎜Hg以上をいう。まぶたの充血、赤ら顔などが特徴としてあげられるが、その原因は以下の通りである。

①**塩分の摂りすぎ**：塩分の過剰摂取により、血液中の塩分も増加する。塩は吸湿性があり、水分を引き寄せるので、血液中の水分が多くなり、その結果、血液量も増加するため、血液を押し出す心臓の力（血圧）が増大する。

②**動脈硬化**：脂肪、コレステロール、尿酸をはじめとする種々の余剰物、老廃物が動

脈の内壁に沈着して動脈硬化を作り、動脈が狭くなると、心臓はいつも通りの血液を送り出そうとして、より強い力を加えるので、血圧が上昇する。

③下半身の筋力、筋肉の減少：若い時は脚、腰、尻の筋力が発達し、筋肉細胞の周りの毛細血管も増生して、下半身に血液が多量にプールされ、「頭寒足熱」の健康状態を保っている。しかし年齢とともに、尻や太腿の筋肉が削げ落ち、毛細血管の数が減少していくと、下半身の血液が上半身に集まってくる。その結果、上腕で測る血圧は上昇する。

④水分の摂りすぎ：水分を摂りすぎると血液中の水分が多くなり、循環血液量が多くなって、①と同じ理由で血圧が上昇する。

最近、明け方の3〜6時に血圧が上昇し始め、午前中血圧が高く、午後に下がっていくという「早朝高血圧」の人が増えている。普通、血圧は午前中低くて、日中活動するとともに上昇するというのが、これまでの常識だった。

早朝高血圧の原因は冷え（体温、気温とも午前3〜5時が最低）や水分の摂りすぎが原因である。雨にぬれると体が冷えるように、水分は体を冷やし、血管を収縮させるからだ。

【対処法】

以下、ひとつでもふたつでも、実行できるものを励行すること。

①肉、卵、バター、マヨネーズなど動脈硬化を促す食品は控え、血圧を低下させるＥＰＡ（油）を含む魚やタウリン（アミノ酸）を含むエビ、カニ、イカ、タコ、貝などの魚介類をしっかり食べる。

②**ニンジン・リンゴ・キュウリの生ジュース①**（２４５頁参照）を１日２〜３回に分けて飲む。朝食代わりに飲む人は、１日１回でも可。キュウリには、カリウムやイソクエルシトリンなど、強力な利尿作用をもつ成分が含まれ、余分な水分と塩分を排出する。

③海藻、豆、コンニャクなど食物繊維の多い食物を存分に摂り、腸内のコレステロール、脂肪を大便で捨て、血中の脂肪を下げる。

④アルコールは、動脈硬化予防のＨＤＬ（善玉）コレステロールを増やすので、日本酒なら２合、ビールなら大ビン２本、焼酎ならお湯割り３〜４杯、ウイスキーなら

ダブルで2〜3杯などの適量を心がける。

⑤ウォーキングやスクワット運動を励行し、下半身の筋肉を鍛えて毛細血管を増やして、上半身の血液を下半身に下ろす。

■脳梗塞

脳梗塞《のうこうそく》や脳出血、くも膜下出血などを総称して「脳卒中」という。脳卒中の下地には、高血圧が存在することが多いが、まったくの正常血圧の人に発症することも多々ある。

脳には、血液・脳関門（BBB＝Blood Brain Barrier）という関所があり、有害な物質は通さないようになっている。脳腫瘍の時に抗ガン剤を、また脳炎の時に抗生物質を注射しても、なかなか脳に到達せず効果が薄いのは、そのためである。

その大切な脳で脳卒中が起こるのは、なぜだろうか。

脳出血や脳梗塞のことを「脳溢血《のういっけつ》」ということがある。文字通り、「脳に血が溢《あふ》れる」状態である。高血圧のところで少し触れたが、下半身の筋肉が削《そ》げ、毛細血管の数が減少して、そこにプールされていた血液が上半身に移動せざるをえなくなった状態が高血圧で、それが極まった状態、つまり、脳に血液が上昇して溢れた状態が脳溢血と考えてよいだろう。脳卒中も高血圧も、尻や太ももの筋力・量の減少からくる「尻欠ける」病なのである。

なお、顔面をはじめ、口腔内などの頭部には、全身を統合している脳の12種の神経が分布しているので、**顔面にある目、まぶた、口唇、のどちんこなどの対称性の異常（片方のまぶたが下がる…など）で、脳内の病気を早めに察知することができる。**

【対処法】

以下、ひとつでもふたつでも、実行できるものを励行すること。

①日頃からウォーキングやスクワットなどを行い、下半身の筋肉を鍛えて毛細血管を増やす。

②全身浴後の半身浴や足浴を励行し、下半身の血流をよくする。

③血栓を防ぐEPAを含む魚類、タウリンを含むエビ、カニ、イカ、タコ、貝などの魚介類やナットウキナーゼを含む納豆をしっかり食べる。

④アルコールは、血栓を溶かすウロキナーゼの産生を促すので、飲める人は適量を心がける（日本酒なら2合、ビールなら大ビン2本、ワインならグラス2～3杯、焼酎ならお湯割り3～4杯、ウイスキーならダブルで2～3杯）。

⑤**ニンジン・リンゴ・セロリ（パイナップル）の生ジュース**（243頁参照）を1日2～3回に分けて飲む。朝食代わりに飲む人は、1日1回でも可。

セロリは固まり（石）を溶かす有機のナトリウムや血栓を溶かすピラジンを含む。パイナップルに含まれるブロメリンは、血液を固める役目をするフィブリン（タンパク質）を溶かして血栓を防ぐ。

■狭心症、心筋梗塞

狭心症は、心臓の筋肉に栄養や酸素を送る冠（状）動脈が、動脈硬化やストレスなどによって狭くなり、一時的に血行が悪くなるため、胸の中央の胸骨あたりに痛みが生じる病気である。

痛みは、胸骨を上中下の3つに分けると、上1／3と中1／3に起きることが多い。

「しめつけるような」「押さえつけられるような」痛みに襲われ、窒息感を伴うこともあるが、安静にすると数分で消失することが多い。

心筋梗塞は冠（状）動脈に血栓が生じ、そこより先の心筋が壊死を起こす状態で、いわゆる急性心不全に陥り、最初の発作で約1／3の人が絶命する。その発作は安静時や睡眠中など、血流が悪くなった時に起こりやすく、「引き裂くような」「燃えるような」激痛が胸骨あたりに走り、患者は死にそうな恐怖感に襲われ、胸のあたりをかきむしるような動作をすることがよくある。痛みは、左肩や左上肢に及ぶこともある。

耳と心臓は形も似ていて、発生学的にも近い存在とされているが、シカゴ大学医学部のウィリアム・J・エリオット助教授の「耳たぶと心臓病」に関する研究は面白い。54歳から72歳までの108人を8年間調査したところ、「耳たぶにシワのある人」が心臓発作などの心臓疾患で死亡した件数は「シワのない人」の3倍にもなることがわかった。

耳たぶには動脈の毛細血管は少ないが、脂肪はたくさんある。体内の動脈硬化が進んでくると、併行して、耳たぶの動脈も硬化して、耳たぶ内の血流がさらに減少する。

すると耳たぶ内の脂肪は栄養不足により萎縮するので、シワとなるのである。

35歳ぐらいから現れてくるとされる耳たぶのシワであるが、シワが目立つ人は、動脈硬化、狭心症、心筋梗塞の予兆と考え、発作が起こる前に予防策を講じる必要がある。

【対処法】

以下、ひとつでもふたつでも、実行できるものを励行すること。

①「1日、1万2500歩以上歩く人には、狭心症、心筋梗塞は起きない」という研究がある。歩くと、動脈硬化予防のＨＤＬコレステロールや血栓溶解酵素の産生を増やして、狭心症、心筋梗塞を防ぐ。

②肉、卵、バター、マヨネーズなど動脈硬化や血栓を促す高脂肪食品は控え、ＥＰＡやタウリンなど、抗脂血・抗血栓作用のある成分を含む魚介類（エビ、カニ、イカ、タコ、貝、カキなど）をしっかり食べる。

③日本酒なら2合、ビールなら大ビン2本、ワインならグラス2～3杯、焼酎ならお湯割り3～4杯、ウイスキーならダブルで2～3杯の適量は、ＨＤＬコレステロー

ルが増加する他、血栓を溶かすウロキナーゼの産生を促す。
④ニラ、ニンニク、ネギ、タマネギ、ラッキョウなどのアリウム属の野菜は、血管を拡張して血流をよくするので、積極的に摂る。
⑤ニンジン・リンゴ・セロリ（パイナップル）の生ジュース（243頁参照）を飲む。

■胆石

胆石とは、肝臓で生産され、十二指腸へ注がれて脂肪を消化する胆汁の成分が沈殿して硬くなり、肝臓から十二指腸までの胆道に石を形成する病気である。特に、胆汁を濃縮する袋（胆のう）にできやすい。

症状としては、右上腹部の激痛、吐き気・嘔吐、発熱、黄疸などが特徴である。特に発熱を伴っている時は、胆のう炎を併発していることを示す。胆のう炎を繰り返すとかかりやすくなり、逆に胆石が存在すると胆のう炎にもなりやすい。

大元の原因は、胆汁の成分が濃すぎること、および胆汁の流れを清浄に保つために必要な水分、ビタミン類などが不足していることにある。また、もともと温かい体内で硬い石ができるということは、体、特に腹部が冷えているということでもある。

正常な状態では、細菌類は胃・十二指腸に棲みつけないので、胆のう炎を起こす大腸菌などの細菌類は、大腸から這い上がってきたものである。この異常事態は、大腸に腐敗が起き、腐敗菌（悪玉菌）が極端に増殖していることを物語っている。

胆汁の成分であるコレステロールやその他の余剰物が細菌のよい餌となり、細菌が胆のうで増殖するのを助けるので、「胆石」と「胆のう炎」は併発しやすく、また、お互いに原因となり結果となるわけだ。

胆汁も、もとはといえば、肝臓で血液からできるのだから、血液中のコレステロールをはじめ、余剰物、老廃物を少なくし、血液をキレイにすることが、胆のう炎や胆石の予防や治療にとって重要なのである。

【対処法】

以下、ひとつでもふたつでも、実行できるものを励行すること。

①レモン1個の絞り汁をコップ1杯のお湯に入れたものを、1日数回飲む。

②**ニンジン・リンゴ・セロリ（ホウレンソウ）の生ジュース**（242頁参照）を、1

日2～3回に分けてゆっくり飲む。朝食代わりに飲む人は、1日1回でも可。ニンジン、セロリなどセリ科の植物には、強肝・利胆作用がある。特にセロリは固まり（石）を溶かす作用もある。ホウレンソウとリンゴ（ペクチン）は、大腸の大掃除をして腐敗をとり、リンゴ酸には消炎・解熱作用もある。

③胆汁の流れをよくして胆石を溶かす作用があり、タウリンを含むエビ、カニ、イカ、タコ、貝、カキなどを努めて食べる。特に、シジミかアサリの味噌汁は毎日飲むこと。

④皮のまますりおろした**すりおろしリンゴ**（1回につきリンゴ1個）を、1日3回食べる。

⑤腹巻を常時着用したり、1日1～2回、**ショウガ湿布**（237頁参照）を右上腹部に施して胆のうを温め、胆汁の流れをよくして固まり（石）を溶かす助けにするとよい。

■尿路（腎臓、尿管、膀胱）結石

漢方でいう「腎」とは、西洋医学でいう腎臓も含めて、副腎、生殖器、泌尿器はもちろん、生命力そのものを指す。腎の衰えを、漢方では「腎虚《じんきょ》」といい、老人や、若くても腎臓病、インポテンツ、前立腺の病気、尿路結石もちの人などに顕著に現れてくる。

腎虚の人に仰向けになってもらい、手で腹部を押すと、ヘソより上に比べてヘソより下が弱い（臍下不仁《さいかふじん》）。相似の理論でいうとヘソから下は「根」にあたるから、腎虚の人はゴボウ、ニンジン、レンコン、ネギ、タマネギ、ヤマイモなどの根菜類をしっかり食べる必要がある。腎臓病や尿路結石に効く漢方の八味地黄丸《はちみじおうがん》は、8つの生薬のうち5つがヤマイモをはじめ、「根」の生薬でできている。

尿路（腎臓、尿管、膀胱、尿道）結石も腎虚の人がかかりやすい。

腹部から背中にかけての突っ張るような激痛（疝痛《せんつう》）と血尿が尿路結石の主症状である。石を作る成分は尿酸、シュウ酸カルシウム、タンパク質など多種多様である。尿の中にこうした老廃物が多くなりすぎ、尿の流れがスムーズでなくなると、尿の流れをサラサラにすべく、老廃物が析出・沈殿して結石が作られる。尿は血液から作られるので、大元の原因は「血液の汚れ」である。
その他、尿路の感染症（膀胱炎、腎盂腎炎）がある場合や、入院などで長時間臥床して運動不足になり、骨の中のカルシウムが血中に溶出したり、痛風、白血病、多血症の時に尿酸が産生されすぎたりして、尿の中に大量に排泄される場合などでも尿路結石は起きてくる。
タンパク質の過剰摂取は、尿酸、尿素をはじめ種々の老廃物を多く作るし、牛乳もカルシウムを多く含むので、結石もちの人には、西洋医学でも、高タンパク食品や牛乳を摂りすぎないように指導している。

【対処法】

以下、ひとつでもふたつでも、実行できるものを励行すること。

①根菜の中では、ゴボウやヤマイモは特に腎虚を改善するので、キンピラや麦とろ、とろろそばを積極的に食べる。

②小豆のサポニンは利尿作用が強力なので、主食は玄米または白米に小豆を1〜2割入れて炊いた赤飯にし、**ゆで小豆**（２４０頁参照）を毎日食べる。

③ニンジン・リンゴ・キュウリ（セロリ）の生ジュース（244頁参照）を1日2〜3回に分けて飲む。朝食代わりに飲む人は、1日1回でも可。

キュウリには強力な利尿作用があり、腎機能を強くし、結石の予防治療に役立つ。

セロリは固まり（石）を溶かす有機のナトリウムを含む。

④半身浴をしたり、背中の真ん中から下部（腎臓の位置）に**ショウガ湿布**（237頁参照）を施す。

■痛風

痛風も、尿酸という老廃物が、足の親指などの骨に沈着して起こるので、血栓や、結石と同様、「血液の汚れ」を浄化している反応と考えてよい。

発作時に「そよ風があたっただけでも痛みがくる」という意味から、「痛風」の名がある。紀元前400年頃に、すでに医聖ヒポクラテスによって記載されている病気で、アレキサンダー大王、フランスのルイ14世などもかかった「王侯貴族のぜいたく病」であった。

尿酸は、細胞の核酸の主成分であるプリン体が分解してできる最終産物なので、白血病や多血症など細胞の破壊が亢進する病気で増加する他、肉類、モツ類、ビールに多く含まれているので、それらの多食でも血中に増加してくる。

尿酸は、文字通り尿に捨てられる酸（老廃物）のことである。肉食過剰や野菜・果物・水分の摂取不足で尿量の少ない人、そして運動不足で発汗の少ない人などが、血液中に尿酸を溜め込んで高尿酸血症になり、あちこちの関節に尿酸が沈着し、それを燃焼するために炎症を起こして痛風となる。今や日本では、患者数が100万人を超える勢いである。いちばん多いのは、足の親指の付け根の関節で、激痛と発赤、腫れを伴う症状を呈する、足の親指は体温が25℃前後と低いので、尿酸が沈着して固まりやすいのである。

高尿酸血症が続くと、皮膚、耳たぶ、種々の関節、心臓、血管、腎臓などにも尿酸が沈着し、皮膚結節、関節破壊、心臓・血管障害、尿路結石などを惹起する。

痛風患者は、尿毒症、脳血管障害（脳卒中）、心筋梗塞で落命することが多く、「たかが痛風」とあなどってはいけない病気である。

飲酒過多になると、アルコールにより、尿からの尿酸の排泄が阻害されて痛風が起きやすくなる。また、激しい運動をすると、体内の種々の細胞が壊れて、尿酸が生成されやすいので、痛風の場合は激しい運動は避け、ゆっくりしたウォーキングがおすすめである。

【対処法】

以下、ひとつでもふたつでも、実行できるものを励行すること。

①黒酢や梅酢は、尿酸の排泄を促す作用があるので、酢のものをしっかりと食べる。

②尿をアルカリ性に傾けて尿酸の排泄を促すべくキャベツとワカメのサラダを食べる。

③**ニンジン・リンゴ・セロリ（キュウリ）の生ジュース**（243頁参照）を1日2～3回に分けて飲む。朝食代わりに飲む人は、1日1回でも可。

④洗面器に43℃以上の熱めの湯と自然塩少々を入れ、両足首より下を20～30分つける（冷めてきたら熱い湯を時々つぎ足す）足湯を1日1～2回励行する。足指が温まり、尿酸の沈着が防げる他、下半身の血流がよくなるので、腎血流もよくなり、排尿量が増えて、尿酸の排泄が増す。

腫瘍（ガン、肉腫）

第3章でも述べたように、ここ40年で医師数は13万人から32万人へと増加し、ガンに関する研究や治療法も長足の進歩を遂げたにもかかわらず、ガン死は13万人から38万人と激増した。

日本人の寿命が伸びたから、ガン死が増えた、という意見もあるが、ガン年齢というのは、40～60歳代なのであるから、説得性に欠ける。

ガンは、悪性新生物（neo plasm）といわれることからも、栄養過多が一因になっていることは間違いない。自分自身の個体を養う必要十分な栄養しか摂っていなかったら、新しく余分な腫れ物ができてくるはずはないのである。

ドイツのイセルス博士が、以前「毎日飽食させて育てた恰幅のいいネズミと、2日おきに断食させた、痩せた貧相なネズミを比べてみたら、太ったネズミは痩せたネズミの5・3倍もガンにかかりやすい。痩せたネズミは太ったネズミの2倍、長生きする」という実験結果を発表したことがあるが、発ガンの大きな要因が「食べすぎ」であることがよくわかる。

また、これも先述したが、ここ65年間で日本人の肉、卵、牛乳、乳製品の摂取量は、それぞれ約11倍、約6・3倍、約19倍と激増し、逆に米の摂取量は0・5倍、イモ類のそれは0・1倍以下と激減している。この動物性タンパク・動物性脂肪の摂取過剰と、炭水化物の摂取量の減少も、ガンの総数を増やした。また、この食生活の変化が、胃ガン、子宮頸ガンなど日本型のガンから、肺ガン、大腸ガン、乳・卵巣・子宮体ガン、前立腺ガン、すい臓ガン、白血病等々の欧米型のガンの増加という、ガンのタイプの変化ももたらした。

よって、穀類＝62・5％、野菜・果物＝25％、肉・魚類＝12・5％前後を摂る、という「人間の歯の形からみた栄養学」から離れた、動物性タンパク、動物性脂肪中心の食生活も、ガンの増加の原因である。

またガンは、全身どこにでも発生するが、心臓、脾臓、小腸など体温が高い臓器にはほとんどできない。心臓は体重の1／200しかないのに、体温の1／9を産生しているし、脾臓は赤血球が多く集まり、体温が高い。また、小腸は消化・吸収するために、激しくぜん動していて、やはり体温が高いのである。
逆に、肺、胃、大腸、子宮、卵巣などは、中空になっていて、細胞数が少なく、体温よりほとんどいつも温度が低い外界とつながっていて、体温が下がりやすい。このような管腔臓器に、ガンは多く発生する。
つまり、ここ60年間で、日本人の平均体温が約1℃低下してきたことも、ガン激増の要因であると断言してよい。西洋医学では、まだ気づかれていないようではあるが。

■ガンの予防

以上の事実より、ガンの予防・改善、または再発防止のためには、以下の点を励行するとよい。

【対処法】

以下、ひとつでもふたつでも、実行できるものを励行すること。
①ガンは、過食による「血液の汚れ」が一因なので、以下の食事を心がけること。
よく噛んで（1口30回以上）、小食（＝腹八分以下）を心がける。

・主食は玄米か、白米に**黒ゴマ塩**（239頁参照）をかけて食べる
・肉、卵、牛乳、バター、マヨネーズ、クリームなどに代表される欧米型の食事は控え、和食中心の食事を心がける。
・血液浄化の第一歩として、海藻、豆類、コンニャク、玄米など、食物繊維の多い食物をしっかり摂って、腸内の大掃除をする。
・1日2食以下にし、**ショウガ紅茶**（240頁参照）か、**ニンジン・リンゴ・キャベツの生ジュース**（245頁参照）を1日2〜3回に分けて飲む。朝食代わりに飲む人は、1日1回でも可。

キャベツには、正常細胞のガン化を抑える物質（スルフォラファン）が存在することが、いくつもの実験で確認されている。また、キャベツのビタミンUが、傷ついた細胞の修復を促すこと、さらには、イオウ化合物が白血球の機能を活性化し、免疫力を高めることも、ガンに効果的な理由である。なお、夏季にリンゴが不足する時は、トマトを代用してもよい。トマトは、抗ガン作用のあるリコピンを多量に含む。

・昼はそば、夕食は玄米食（または白米に**黒ゴマ塩**＝２３９頁参照）にし、副食物として、〔海藻入り味噌汁、梅干し１～２個、大根おろし、ヒジキの炒め物〕を必ず食したうえ、根菜、豆類、魚介類の中から１～２品の副食を摂る。

②ガンは熱に弱いので、日常の生活でウォーキングや散歩を心がけ、カラオケ、趣味に打ち込む、入浴、サウナ等々で体を温める。

③感謝、人のために尽くす、物事の明るい面をみる、希望をもつ、「必ず治すんだ」という強い意志をもつ、などのポジティブな気持ちは、ＮＫ細胞（白血球）の活性を増し、ガンに対する免疫力、治癒力を高める。

④ガンの患部（肺ガンなら胸部と背中）とお腹に１日１～２回、**ショウガ湿布**（２３７頁参照）を施す。

■女性がかかりやすいガン（乳ガン、卵巣ガン、子宮体ガン、子宮筋腫、卵巣のう腫）

乳ガン、卵巣ガン、子宮体ガンは、女性ホルモン過剰により起こる。女性ホルモンの原料はコレステロールなので、１９６０年以降、動物性タンパク質・脂肪を多く摂る欧米食が大きく関係している。
またガン細胞は35・0℃で最も増殖し、39・6℃以上では死滅するので、冷えたところにできやすいといえる。卵巣ガンや子宮ガンも、女性特有のヘソから下が冷たいということが、一大要因になっていると考えてよい。また、乳房は、胸（胴体）より突出しているため、胸の体温より低いことが、乳ガンの一要因であろう。
子宮筋腫や卵巣のう腫も、転移をしないというだけで、固まりの病気なのだから、子宮ガンや卵巣ガンと同じく、下腹部の冷え（＝血行不順）が大きな原因となって発症するといってよい。

【乳ガンのチェック法】

Ⓐ　上半身が映る大きな鏡の前に、両腕を下げてリラックスして立ち、乳房を見る。
チェック1　左右対称か
チェック2　どちらか片方の乳房の皮膚が引きつれていないか
チェック3　左右の乳房の大きさ、形や向きが極端に違っていないか

Ⓑ　同じく、両腕を上げて立ち、乳房を見る。

チェック　どちらかの乳房に「えくぼ」のようなくぼみや引きつれた部分がないか

Ⓒ　仰向けに寝た姿勢で、同じように乳房をチェックする。

チェック1　片方の手を下げ、もう一方の手の4本の指を「く」の字に曲げて、乳房の外側から軽く触れたり、もんだりしながら、しこりの有無を入念にチェックする。これを左右行う。

チェック2　その後、両側の腋下のリンパ節を、腕を下ろしたまま、反対の手の指4本で軽く押すようにして触れる。これを左右行う。

しこりがあった場合には、乳ガンか乳腺症（炎）が疑われる。

【乳ガンか、乳腺症（炎）かの見分け方】

〔良性の場合〕

①痛み（圧痛）と熱を伴う「しこり」→乳腺炎

②痛みはないが「しこり」が両側に存在→乳腺症

③片方の乳房に「しこり」が数個存在→乳腺症（ガンの可能性もある）
④「しこり」が周囲と癒着せず、動く→乳腺症
以上のような場合は、一応良性の乳腺症（炎）と思われるので心配はないが、一応専門医に診てもらった方が無難だ。

〔悪性（ガン）の場合〕

①片方の乳房にだけ「しこり」ができていて、痛みがない。
②「しこり」が周りの組織とくっついており、「しこり」の表面がデコボコしていて、しかも非常に硬い。
③「しこり」の付近の皮膚が引っぱられたり、乳頭の方向が違う。
④痛みのない「しこり」が外側の上半部に存在する。
⑤腋下のリンパ節が腫れている。
以上のような場合は、すぐに病院へ行くこと。最近は、直径2㎝以下の腫瘍なら部分切除（温存術）をしてくれる病院も増えており、術後、ほとんど乳房の外観が変わらずに済むケースも多い。

【対処法】

以下、ひとつでもふたつでも、実行できるものを励行すること。

①肉、卵、牛乳、バター、マヨネーズに代表される高脂肪食は控え、和食中心の食生活にする。

②大豆のイソフラボンは、女性ホルモン様作用があるとされるが、女性ホルモン過剰によって乳ガン、卵巣ガン、子宮体ガンが発生しやすい状態になると、むしろ女性ホルモンの作用を阻止し、こうしたガンを防ぐように働くとされている。よって、日頃から、大豆、納豆、豆腐、湯葉、味噌汁などの大豆製品をしっかり食べる。

③乳ガンの予防や再発予防には、日頃から乳房のマッサージや、大胸筋をよく動かす体操やスポーツをして、乳房を温めるとよい。

④葛根湯《かっこんとう》は、上半身の血行をよくし、温めるので、乳腺炎、乳腺症の予防や治療、乳ガンの予防に役立つ。

⑤子宮筋腫や卵巣のう腫の予防、術後の再発防止には、下腹部に**ショウガ湿布**（237頁参照）を施す。腹巻を常時着用する、半身浴や足浴で下半身を温める。軽い腹筋運動をするなど、お腹、特に下腹部を温めることが肝要。

⑥下半身の血行をよくして温める当帰芍薬散《とうきしゃくやくさん》（体力のない人向き）、桂枝茯苓丸《けいしぶくりょうがん》（体力中程度の人向き）、桃核承気湯《とうかくじょうきとう》（体力のある人向き）などの漢方薬を服用するのもよい。

体内の水分過剰=水毒による病気

西洋医学では「血液をサラサラにするために水分を多く摂れ…」という指導がなされているが、すでに述べたように、水分は体を冷やし、種々の害を引き起こすもとになる。

■心不全、むくみ

心筋症、狭心症や心臓弁膜症、高血圧性心臓病などで心臓の力が落ちてくると、心臓が全身の細胞へ血液を押し出す力と、全身から血液を引き戻す力が低下する。すると、全身の器官、組織、細胞を流れている血液がうっ滞し、血管壁から水分が漏れてむくんでくる。

そのため、心不全になると、「利尿剤」で治療することになる。心不全の症状の特徴的なものが「むくみ」であり、水分の排泄が悪いため、心不全になると1日500g～1kgも体重が増えることもある。

この点からしても、西洋医学で血栓予防のために「水分をなるべく多く摂るように」と指導していることには疑問を感じる。「水分は摂り入れると必ず排泄されるもの」という前提での指導がなされているからだ。しかし、水分は心臓に負担をかけることを忘れてはならない。水分が十分に排泄されていないと、肥満（水太り）、むくみ、肩こりや頭痛、めまい、耳鳴りなどの水毒症状が起こる心配も出てくる。

よって、水分を摂る時は、水、緑茶、麦茶、コーヒー、清涼飲料水など、体を冷やし、排尿を悪くするようなものではなく、緑茶に梅干しを入れたもの、紅茶、ショウガ紅茶などの体（腎臓）を温めて排尿をよくするような水分を摂るべきだ。腎臓も熱で働いているのだから、冷えると働きが悪くなるのは当然の理である。

【対処法】

以下、ひとつでもふたつでも、実行できるものを励行すること。

①小豆に含まれるサポニンは、強力な利尿作用があるので、玄米（また白米）に、小豆を1～2割入れて赤飯にして食べる。もしくは**ゆで小豆**（240頁参照）を1日1回食べる。ゆで汁だけを飲んでもよい。

②スイカ糖（239頁参照）を1日2～3回湯に溶かして飲む。

③ショウガ紅茶（240頁参照）を1日2～4杯飲む。ショウガのジンゲロン、紅茶のカフェインの相乗作用で強力に利尿が促される。

④ニンジン・リンゴ・キュウリ（タマネギ）の生ジュース①（244頁参照）を1日2～3回に分けて飲む。朝食代わりに飲む人は、1日1回でも可。キュウリには強力な利尿作用がタマネギには発汗、利尿、強心作用がある。

⑤卵醤《らんしょう》（238頁参照）を1～2日に1回飲む。強壮作用が強いので、連用は避ける。

■頻脈、不整脈、動悸

頻脈、不整脈が起こると、西洋医学では心電図、負荷心電図、心エコー、24時間ホルター心電図などで徹底的に心臓を調べるが、なんの異常も発見されないことも多い。

風邪や肺炎などで発熱し、体温が1℃上昇すると、脈拍は約10増加し、新陳代謝が約12％促されて、病気を治そうとする自然治癒力が働く。

体内に冷えや余分な水分（水毒）が存在する人は、ふつうは、寝汗、下痢、鼻水、くしゃみなどで体外へ余分な水分を捨てるメカニズムが働くが、そうした反応を示さない人は、体温を上げて水分を消費するために頻脈、不整脈になる。

頻脈、不整脈、動悸は、何か動作をしている時は起こらず、たいてい安静時に起きる。筋肉が動いている時は、筋肉が水分を消費するし、筋肉から産生される熱で水分が処理されるからだ。もし頻脈、不整脈の原因が心臓の異常なら、労作時や運動時など、心臓に負担がかかる時に起こるはずである。

もちろん、心臓の病気やバセドー病などによって頻脈、不整脈が起こる場合、原病の治療が先決であるが、検査をしても心臓に異常が見つからない時は、「水毒」の症状と考えてよい。その時は、お腹が冷たい、下半身太り、尿の回数や量が少ないなどの水毒症状がみられる。

不整脈があると、心臓の内壁に血栓ができやすく、それが脳に飛んで、脳梗塞を起こす危険性がある。

よって、西洋医学では「血栓を溶かすために水分をたくさん摂れ」という指導がなされるが、こうした西洋医学的に原因のない頻脈、不整脈に対しては、水分過剰こそが原因なので、逆療法となることを知るべきだ。

【対処法】

以下、ひとつでもふたつでも、実行できるものを励行すること。

①お茶、コーヒー、清涼飲料水などの余分な水分を摂るのを止め、「排水」を心がける。つまり、利尿・発汗を促すべく、散歩や軽いスポーツを十分にやり、入浴も**塩風呂**、**ショウガ風呂**、**ニンニク風呂**（237頁参照）などに入り、汗を出す。

②**ショウガ紅茶**、**ショウガ湯**（240頁参照）、ショウガ湯にクズ粉（発汗を促す）を入れたものを1日2〜3回飲む。

③**ニンジン・リンゴ・キュウリ（冷え性の人はタマネギでもよい）の生ジュース②**（245頁参照）を1日2〜3回に分けて飲む。朝食代わりに飲む人は、1日1回でも可。キュウリには強力な利尿作用が、タマネギには発汗、利尿、強心作用がある。

④**ゆで小豆**（240頁参照）を、水分とともに毎日食べる。小豆のサポニンには、強力な利尿、強心作用がある。

⑤頻脈、不整脈、動悸が発生した時、「怖い病気」と思うと不安が不安を呼び、ますます

ます悪くなるので、「たかが水毒」と思い、呼気を長くする呼吸法を行う。**空気を「6〜7秒で吐き、3〜4秒で吸う」つもりでやると、副交感神経が優位に働いて、頻脈は治まる。**

■低血圧、めまい、耳鳴り、緑内障

低血圧は、収縮期血圧（俗にいう上の血圧）が100㎜Hg以下のものをいう。統計的に、低血圧症の人は、高血圧症患者に比べて格段に長生きすることがわかっているが、朝起きるのがつらい、午前中体調が悪い、などの不定愁訴をもっている人が多い。しかし、血液検査をはじめ、種々の検査には「白血球が少ない」こと以外は異常がないことが多い。

「めまい」は、医学的には「自分の体と周囲の物体との空間的な関係を異常に感じること」と定義され、内耳や聴神経、小脳の働きの失調と関係がある。こうした器官に明らかな病変が存在しない時の「めまい、耳鳴り」は、漢方でいう「水毒」が原因だ。

「めまい、耳鳴り」がひどくなると、激しい嘔吐をすることがある。つまり、胃液という水分を排泄して、体の総水分量を減らそうとする反応で、これか「メニエル症候群」と西洋医学でいわれる病気だ。

「低血圧」も「めまい、耳鳴り」も、新陳代謝が悪く、体温が低く、水分の代謝（排泄）が悪い人の病気なので、ここでまとめて説明する。なお、緑内障も、目の中の眼房水の排泄が悪く、溜まりすぎて眼圧が上がる病気、つまり水毒症なので、対策は同じでよい。

緑内障の場合、目をつぶって、両眼、鼻を中心とする顔面を温かくしたタオルで毎日5～10分温湿布するとよい。血行がよくなり、水の代謝がよくなって、緑内障の改善に役立つはずである。

【対処法】

以下、ひとつでもふたつでも、実行できるものを励行すること。

①牛乳、ビール、ジュース、コーヒー、緑茶、麦茶、水、清涼飲料水などの水分を摂りすぎない。

②緑茶より紅茶、野菜より海藻、大豆より小豆、うどんよりそばなど、体を温める色

の濃いものを飲食する。

③生野菜のサラダ（体を冷やす）は避け、ゴボウ、ニンジン、レンコン、ネギ、タマネギ、ヤマイモなどの根菜類、塩、味噌、醬油、メンタイコ、赤身の肉など、塩の効いた陽性食品をしっかり食べて体を温める。

④黒砂糖を入れた**ショウガ紅茶**（240頁参照）またはショウガ紅茶にシナモンを加えて飲む。内耳の血行をよくし、発汗を促して、めまい、耳鳴りによく効く。

⑤**ゆで小豆**（240頁参照）を毎日食べる（または飲む）。

⑥**ニンジンの生ジュース**（246頁参照）または**ニンジン・リンゴ・タマネギの生ジュース①**（242頁参照）を1日2〜3回に分けて飲む。朝食代わりに飲む人は、1日1回でも可。

⑦ウォーキング、筋肉労働などで筋肉を鍛える。

⑧入浴も、**塩風呂**、**ショウガ風呂**、**ニンニク風呂**（237頁参照）などで体を温める。全身入浴後の半身浴もよい。

代謝が悪くて起こる病気

代謝とは、口から摂り入れた飲食物を胃腸で消化して血液に吸収し、血液によって全身に運ばれた種々の栄養素が、60兆個の細胞で利用、燃焼されて熱を産生し、その結果できた老廃物が血液中に捨てられ、腎臓や肺から、尿や呼気として排泄される一連の過程をいう。

代謝は、すべて「水」と「熱」がらみで行われるので、「代謝をよくするために、しっかり水分を摂れ」などと指導されるが、雨にぬれると体が冷えるように、「水」は体温を下げるうらみがある。よって、代謝にとっていちばん大切なのは、「熱」「体温」であり、十分な体温が保たれている条件の下で、次に大切なのが「水」ということになる。

代謝が落ちると、消化・吸収・利用の力より、まず、落ちるのが「排泄」する力である。

よって、大・小便、汗の排泄が悪くなり、便秘、むくみ、肥満（水太り）など、の症状が出現してくるわけである。

■便秘

便秘に対しては、「冷たい水や牛乳をたくさん摂れ」「生野菜や果物を多く食べなさい」という指導が一般的である。しかし、今の日本人、特に女性は、冷え性であるために腸の働きが悪くなって起きる便秘がほとんどだ。そのため、冷たい水や牛乳、生野菜や果物はさらに腸を冷やし、便秘を悪化させる可能性がある。

よって、冷え性の便秘の人は、キンピラゴボウやヒジキの炒め物、ワカメと大根とタマネギをスライスしたサラダ（醤油ドレッシング）などで腸を温め、なおかつ食物繊維も補えるものを摂るべきだ。

便秘になると、腸から血液へ余分なコレステロールや老廃物が吸収され、高脂血症や肥満の原因になるし、解毒臓器の肝臓に負担をかけ、肝機能障害の一因を作る。また、大腸に有害菌が増殖して、虫垂炎や胆のう炎の原因、脱腸や憩室炎《けいしつえん》の要因にもなる。

また便秘は、女性の肌の大敵でもある。クレオパトラの美貌は、毎日センナを使って便秘を防いでいたことからもたらされた、というエピソードもある。「便は健康の便り」ともいわれるように、腸内、ひいては血液内を清浄に保ち健康を保つには、まず「出す」ことが肝要なのである。

【対処法】

以下、ひとつでもふたつでも、実行できるものを励行すること。

①小豆は、腸を温める上、強力な緩下《かんげ》作用があるので、赤飯にしたり、**ゆで小豆**(240頁参照)にして、しっかりと食べる。

②黒ゴマは、鉄分をはじめ体を温めるミネラルを多く含み、食物繊維の含有量も多いので、ご飯に**黒ゴマ塩**(239頁参照)をふりかけて食べる。

③皮のまますりおろした**すりおろしリンゴ**1~2個分や乾燥プルーンを毎日食べる。

④ブドウは利尿作用と緩下作用があるので、旬にはしっかり食べる。

⑤海藻、豆、コンニャク、玄米など、食物繊維の多いものをしっかり摂る。

⑥**アロエジュース**(240頁参照)を飲む。アロエは、強力な緩下作用がある他、含

有成分のアセマンナンは潰瘍の治癒促進、免疫力増強に役立つ。

⑦ニンジン・リンゴ・ホウレンソウ（アロエ）の生ジュース（２４１頁参照）を１日２〜３回に分けて飲む。朝食代わりに飲む人は、１日１回でも可。リンゴはペクチン（食物繊維）と腸の筋力を強めるカリウムを含む。ホウレンソウは胃腸の働きを活発にし、胃腸の大掃除をする。

⑧腹筋は、排便に重要な働きをするので、毎日軽く腹筋運動をする。

■肥満

巷《ちまた》では、肥満というと、体脂肪率が20％だの30％だのと「脂肪の量」を気にする人が多い。しかし、体脂肪率は多くても30％台であるが、人体内の水分は60〜65％も存在するのだから、体重には水分のほうが影響大ということになる。よって、「水を飲んでも、お茶を飲んでも太る」人がいるわけだ。

西洋医学では、「肥満は摂取カロリーが消費エネルギーより多いことが原因、つまり食べすぎである」と、いとも簡単に決めつけている。しかし漢方では、肥満とは「新陳代謝の障害」であり、もっと端的に表現すれば「排泄の低下」が原因であり、特に水分の排泄の低下が原因であると考える。

水をビニール袋に入れて手で吊り下げると、下のほうが膨らむが、女性の「下半身太り」や「大根足」も水の排泄が悪いためと思ってよい。

こうした排泄の低下をもたらしているのは、体温の低下である。1℃の体温の低下で約12％の代謝が落ちる。よって、体温が36・5℃に満たない人は、太りやすいということになるので、注意が必要だ。

【対処法】

以下、ひとつでもふたつでも、実行できるものを励行すること。

①同じカロリーでも、青・白・緑の食物を控え、赤・黒・橙の食物を摂ると、ダイエット効果がある（**図表14**）。

②海藻、豆、イモ、玄米、コンニャクなどを十分に摂ると、食物繊維の働きで腸内の余分なコレステロール、中性脂肪、糖や老廃物、さらに水分も捨てられ、減量効果がある。

③アリウム属の野菜（ネギ、ニラ、ニンニク、タマネギ、ラッキョウ）は血行をよくし、発汗を促して、減量効果を発揮する。

④**ショウガ紅茶**（240頁参照）を1日3杯以上飲むと、発汗と利尿を促し、水太りを解消する。

⑤**ニンジン・リンゴ・キュウリの生ジュース①**（245頁参照）を1日2〜3回に分けて飲む。朝食代わりに飲む人は、1日1回でも可。キュウリは利尿作用により、水分を捨てる。

⑥労働やスポーツをして筋肉を動かすと、余分な水分を消費し、体熱を産生して

図表14　太りやすい食物・痩せやすい食物

青・白・緑＝太りやすい食物	赤・黒・橙＝痩せやすい食物
牛乳	チーズ
うどん	そば
白ワイン、ビール	赤ワイン、黒ビール、日本酒
洋菓子、緑茶	和菓子、紅茶
白砂糖	黒砂糖、ハチミツ、チョコレート
酢、マヨネーズ	塩、醤油、味噌
白身（脂肉）	赤身（肉、魚）、魚介（エビ、カニ、イカ、タコ、貝）
南方産（メロン、スイカ、バナナ、パイナップル、トマト、カレー）	北方産（リンゴ、サクランボ、ブドウ、プルーン）
葉菜	根菜、海藻 つくだに、漬物

代謝をよくし、減量効果を発揮する。

⑦入浴、サウナなどで発汗すると、水分が排泄されると同時に、気化熱で体内のカロリーが使われ、減量の助けになる。

■糖尿病

すい臓から分泌されるインスリン不足によって起きる病気で、血液中の糖分が体内の細胞で利用されずに残り（高血糖）、そのために血糖を少しでも薄めようという反応が生じて喉が渇き、水をたくさん飲む。その結果、多尿になり、尿とともに糖を排泄するので、糖尿病といわれる。

糖が血液中に過分に存在するのに、肝心の細胞に利用されない（インスリンは血糖を細胞に送り込むポンプのような働きをする）のだから、全身がだるくなる。

また、糖分は、バイ菌の大好物だから、体内でバイ菌が増殖しやすくなり、肺炎、結核、膀胱炎、皮膚炎（かゆみ）にもかかりやすくなる。さらには、高血糖は、白血球の力、つまり免疫力を低下させ、ありとあらゆる病気にかかりやすくなる。

高血糖状態が続くと、目の網膜の血管、腎臓の血管、神経を養っている血管の内壁が侵されて血管がボロボロになり、網膜症→失明、糖尿病性腎症→腎不全→透析、知覚の異常や運動麻痺が起きやすくなる。今、日本の失明している方の約半分が、また透析を受けている方の約半分が、糖尿病を原因としている。また、糖尿病の人が心筋梗塞の発作を起こしても、独特の激しい胸痛がなく、手遅れになることもある。

糖尿病の患者さんには、上半身は太っているのに下半身が妙に細いという特徴がある。糖尿病の症状は、足のしびれ、むくみ、インポテンツ、腎症というような、下半身に病状が集中している腎虚の状態である。下半身の筋肉が少なくなると、筋肉が十分に糖を消費しなくなり、血糖が燃え残り、高血糖になる。

よって、下半身の弱りこそが、糖尿病の原因と考えてもよいだろう。

【対処法】

以下、ひとつでもふたつでも、実行できるものを励行すること。

①海藻、コンニャク、玄米など、食物繊維の多いものを存分に食べ、腸から血液への余分な糖分の吸収を妨げる。

②カキをはじめ、エビ、カニ、イカ、タコ、貝などの魚介類やショウガなど、インスリンの成分となる亜鉛を多く含む食物を多食する。

③ニラ、ネギ、ニンニク、タマネギ、ラッキョウなどアリウム属の野菜には、グルコキニンという血糖降下成分が含まれているので、大いに利用する。

④**ニンジン・リンゴ・タマネギの生ジュース①**（２４２頁参照）を飲む。タマネギがジュースとして飲みにくい場合は、タマネギ、ワカメ、ダイコンをスライスしてサラダを作り、醤油味ドレッシングで食べる。

⑤糖尿病にも効く八味地黄丸の主成分のヤマイモは血糖降下作用があるので、とろろそば、麦とろろなどで常食する。そばには、血糖降下作用の強力なバナジウムも含まれる。

⑥筋肉を動かすと、筋肉細胞に含まれる物質（ＧＬＵＴ‐４）が血糖の筋肉への取り込みを強力にしてくれるのでウォーキング、スクワットをはじめとする筋肉運動を励行する。

その他の症状

■頭痛、神経痛、筋肉痛、肩こり、リウマチなどの痛み

雨の降る前日や当日、また寒い日や冷房の効いた部屋に長時間いたりすると、頭痛や筋肉痛、神経痛がひどくなる。そういう時は、入浴したり、患部を温湿布で温めると、痛みが軽減することが多いものだ。

漢方では「痛み」は「冷え」と「体内に溜まった余分な水分（＝水毒）」が原因と考えるので、温めて余分な水分を汗や尿で出せば治る、ということになる。化学薬品の痛み止めは、その場の痛みは止めても、必ず解熱作用も併せもっているので、ますます体を冷やし、さらなる激しい痛みを作る心配がある。

【対処法】

以下、ひとつでもふたつでも、実行できるものを励行すること。

①ショウガ紅茶（２４０頁参照）にクズ粉３gを入れたものを、１日２～４杯飲む。

②タマネギ半個を刻み、卵1個と器に入れてかき混ぜ、醤油とトウガラシを加えたものを、熱いご飯にかけて食べる。
③ネギを細かく刻み、味噌と半々ぐらいに混ぜたものをどんぶりに入れ、熱湯を注ぎ入れたものを飲んで寝る。
④**ネギ加ショウガ湯**（239頁参照）を1日2～3回飲む。
⑤**ショウガ風呂**や**ニンニク風呂**、**塩風呂**（237頁参照）に入る。
⑥**ショウガ湿布**（237頁参照）を患部に施す。
⑦**トウガラシチンキ**（236頁参照）を痛みの部分に塗る。
⑧梅干しの果肉をつぶしてガーゼに塗り、痛みの部分に貼る。

■腹痛、下痢

腹痛といっても千差万別で、急性虫垂炎、腹膜炎、急性すい炎、胃・十二指腸潰瘍、腸閉塞、婦人病などの急を要する病気が原因の腹痛は、病院へ行くのが先決である。「お腹のどの部分が痛むか」によって、病気の原因を推測できる（**図表15**）。

図表15　痛みの場所での病気の推測

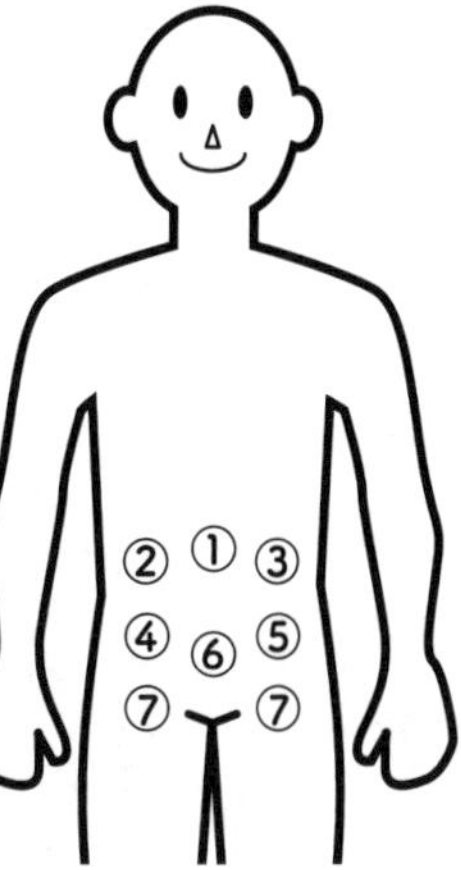

①胃炎、胃・十二指腸潰瘍、食道炎、すい炎、心筋梗塞
②胆のう炎、胆石炎、肝炎
③胃潰瘍、すい炎
④虫垂炎、尿路結石、卵巣の炎症や腫瘍
⑤大腸炎、憩室炎、過敏性腸症候群、尿路結石、卵巣の炎症や腫瘍
⑥尿路結石、膀胱炎
⑦鼠径ヘルニア
＊腹全体の痛み：腹膜炎、腸閉塞、胃腸炎、過敏性腸症候群、慢性便秘、お腹の冷えやガス

しかし、たいした病名もつかないような腹痛は、「冷え」による腹痛か、「ガス」による腹痛である。同様に下痢も、「冷え性」の人、「水毒」の人の症状だ。

簡単にいえば、その水分を尿で出すか、汗で出すと下痢や腹痛は止まる。よって漢方の利尿剤である五苓散《ごれいさん》や、発汗剤の葛根湯《かっこんとう》が下痢に効くのはうなずけるのである。

【対処法】

以下、ひとつでもふたつでも、実行できるものを励行すること。

①**梅醤《ばいしょう》番茶**（238頁参照）を1日3～4杯飲む。

②ニンニクかショウガをすりおろし、熱い味噌汁に入れて飲む。
③皮のまますりおろした**すりおろしリンゴ**を1日2〜3個食べる。
④軽い腹痛、下痢なら、**ショウガ紅茶**（240頁参照）にシナモンを少々加えて飲む。
⑤ショウガの粉、朝鮮人参の粉末、山椒を2対1対1の割合で湯飲み茶碗に入れ、熱湯で溶いて飲む。
⑥自然塩をフライパンで炒って布袋に入れ、ヘソのところ（下痢の場合）や痛みのあるところに置いて、内臓を温める。
⑦**塩風呂**や**ショウガ風呂**（237頁参照）に入る。
⑧**ショウガ湿布**（237頁参照）を、痛いところを中心に施す。

■生理不順、生理痛、更年期障害

生理不順をはじめ、肩こり、頭痛、めまい、耳鳴り、不安、不眠、発汗などの不定愁訴を伴う更年期障害は、西洋医学的には、卵巣や子宮の機能不全、その原因として、卵巣から分泌される女性ホルモンの減少があげられているが、自然医学的には、女性特有の下半身の冷えが真の原因と考えている。

女性のお腹の触診（腹診）の時、いつもびっくりするのは、ヘソより上方は温かいのに、1㎝も違わないヘソより下方は冷たい、ということだ。つまり、当然、ヘソより下に存在する卵巣や子宮への血流も悪く、冷えていることを表す。ヘソより下の腹部が冷たく子宮や卵巣への血流が悪いと、子宮・卵巣の働きが低下して、女性ホルモンの産生分泌も悪くなり、ホルモンのアンバランスによる種々の症状が出現するのは、当然の理である。

また、下半身が冷えていると、下半身に存在すべき、血液、熱、気が行き場を失い、上半身に向かっていく。よって、下から上へ突き上げられる症状であるドキドキ、息苦しさ、肩こり、発汗、顔の発赤や発疹、吐気、咳、イライラ、不安、不眠、焦燥感などが現れてくる。これを、漢方では「昇症《しょうしょう》」と一括していうが、西洋医学的には、お互いの症状に何の脈絡もないような「不定愁訴」であり、自律神経失調症、更年期障害などとして片付けられてしまう。

更年期になると少しずつ体温が下がり、閉経とともに体温低下の傾向が顕著になるので、上記の不定愁訴を伴う「更年期症状」は多彩で派手になるのである。

【対処法】

以下、ひとつでもふたつでも、実行できるものを励行すること。

①セロリ、パセリ、ニンジン、セリ、アシタバなどのセリ科の植物は、血行をよくして瘀血を除く作用があるので、しっかり食べる。

②**ニンジン・リンゴ・セロリの生ジュース**（243頁参照）を1日2～3回に分けて飲む。朝食代わりに飲む人は、1日1回でも可。

③小豆や黒豆は、女性ホルモン様物質（イソフラボン）を含むうえに、大・小便の排泄をよくし、血液の浄化をしてくれるので、黒砂糖で煮て食べる。

④ゴボウには、女性の生殖器の働きをよくするアルギニンが含まれているので、キンピラや味噌汁の具にして食べる。

⑤ゴマには造血作用があるので、**黒ゴマ塩**（239頁参照）をご飯にふりかけて食べるか、**黒ゴマ入り黒酢**（239頁参照）をスプーン2～3杯程度、毎日飲むとよい。

⑥ダイコン葉は、血行を良くして婦人病に効く。干したダイコン葉を刻んでご飯と一

緒に炊いてもいいし、味噌汁に入れてもいい。
⑦洗って葉先から約10㎝の長さに切ったセロリ10本と、コップ3杯（540cc）の水を鍋に入れ、弱火で半量になるまで煎じたものを、1日2回に分けて温服する。
⑧腹巻きの常時着用、全身浴の後の半身浴の他、昼間は足浴をして、ヘソより下の下半身の血行をよくする。

■精力減退、前立腺の病気、夜間頻尿

俗に陰茎のことを「3本目の足」という。そのため、足腰の筋肉が衰え、下半身がさびしくなってくると陰茎の力（精力）が衰え、老化が始まり、種々の病気にかかりやすくなる。

人間の下半身に相似するのは植物の根である。だから老化、インポテンツ、頻尿、前立腺の病気（肥大、ガン）など、下半身の臓器の機能低下で起きる症状には、漢方では、ヤマイモをはじめ5つの根の生薬から成る八味地黄丸を処方する。俗に「ゴボウ5時間、ニンジン2時間、ヤマイモたちまち」といわれるのも、なかなか真理をつ

いている。

ヨーロッパでは、ボクサーや競輪選手など体力の消耗の激しいスポーツ選手、夜のプレイボーイ氏にタマネギ（やはり根の野菜）が愛用されているという。タマネギに限らず、ニラ、ニンニク、ネギ、ラッキョウなどアリウム属の野菜には、興奮、催淫作用があることが科学的に明らかにされている。また、セックスミネラルといわれる亜鉛を多量に含むカキ（牡蠣）、エビ、ショウガなどを多食することも強壮・強精につながる。

余談であるが、バイアグラという精力増強剤は、血管を拡張して陰茎への血流をよくし、勃起力を上げるという薬である。そのため、狭心症や心筋梗塞などで血管拡張剤を常用している人がバイアグラを服用すると、血管が拡張しすぎて血圧が下がり、心不全などの事故が時々起こる。精力増強、頻尿、前立腺肥大の改善には、なるべくバイアグラなどに頼らないで、ウォーキングやスクワットをはじめ種々のスポーツで下半身を鍛えることが肝要である。

なお、前立腺は、膀胱に接触している男性生殖器で、精液の一部を産生している。

一日中座っている人、運転手など、前立腺（股間部）を圧迫する座位を長時間続けている人に前立腺炎や肥大は多い。また前立腺ガンの原因は、男性ホルモンの過剰である。男性ホルモンの原料はコレステロールなので、肉、卵、牛乳、バターなどは控えめにすることが、予防には大切だ。

【対処法】

以下、ひとつでもふたつでも、実行できるものを励行すること。

①麦とろろやとろろそばを常食する。

②黒ゴマは五大栄養素すべてをバランスよく存分に含むうえに、血行をよくする強壮・強精食品なので、**黒ゴマ塩**（２３９頁参照）をご飯にかけて食べたり、**黒ゴマ入り黒酢**（２３９頁参照）を毎日飲む。

③カキ（牡蠣）はセックスミネラルの亜鉛を含むので、生ガキやカキ鍋を、季節には常食する（エビにも強壮作用あり）。

④タマネギをみじん切りにして、カツオ節と醤油をかけて食べる。

⑤**ショウガ紅茶**、**ショウガ湯**（２４０頁参照）を愛飲する。

⑥**ニンジン・リンゴ・セロリ（ショウガ）の生ジュース**（２４３頁参照）を１日２〜３回に分けて飲む。朝食代わりに飲む人は、１日１回でも可。

⑦**ヤマイモ酒**や**ニンニク酒**（２３８頁参照）を就寝前に飲む。

⑧下半身の血行をよくするため、日頃からウォーキング、入浴前にはスクワットを励行する。

■うつ、自律神経失調症、不眠症など精神の不調

ニューヨークの市立病院で、１年３６５日の出来事の統計をとったところ、満月の夜には「発狂する人」「夫婦ゲンカ」「殺傷沙汰」「交通事故」が多いことがわかったという。月（光）は太陽の反対で、陰の状態である。「陰湿」「陰うつ」「陰々滅々」などの言葉があるように、「陰」はうつ、自律神経失調、自殺、不眠などの精神的不調を惹起《じゃっき》する。

うつ病や自殺者はスウェーデン、フィンランドなどの北欧や、日本では秋田県、新潟県、岩手県、青森県に多いことがわかっている。また、自殺者の90％はうつ病かう

つ状態だといわれている。

季節的には、うつ病は、11月から3月にいちばん発症しやすいことから、精神的疾患は「冷え」（陰）と大いに関係していることがわかる。うつ病の人は、体温・気温ともに低い午前中の調子が最悪だし、気温・体温ともに上がってくる午後には、調子がよくなる。

不眠症の人が早朝覚醒するのも、午前3時〜5時の、1日で体温・気温が最低の時間帯である。逆に、日光が差し込む温かい部屋や、暖房の効いた電車の中では眠気が襲ってくるものだ。

よって、うつ病、自律神経失調症、不眠症などの精神的不調は、人類の平均体温36・5℃に満たない人がかかりやすいといってよい。

米国での調査で、血液内に亜鉛、ヨード、カルシウムなどのミネラルを多くもつ人の精神状態は安定しており、逆にカドミウム、水銀、鉛（大気汚染やインスタント食品から入ってくる）の多い人は、暴力をふるったり、精神に異常をきたすことがわかっている。また低血糖により、種々の精神異常が現れることもある。

【対処法】

以下、ひとつでもふたつでも、実行できるものを励行すること。

①シソ、ショウガは「気を開く」作用があるので、うつ、自律神経失調、不眠症に効く漢方薬「半夏厚朴湯《はんげこうぼくとう》」の主成分である。よって、1日1〜3回以上、**ショウガ紅茶**か**ショウガ湯**、または**シソの葉加ショウガ湯**（240頁参照）を飲む。または、約10gのシソの葉をコップ1杯の湯で煎じて半量にしたものを、1日3回に分けて温服する。

②**ニンジン・リンゴ・パセリの生ジュース**（241頁参照）を、1日2〜3回に分けて飲む。朝食代わりに飲む人は、1日1回でも可。パセリには、脳細胞の栄養に必要なカルシウム、亜鉛などが多く含まれる他、鎮静作用がある。

③入浴、特に**塩風呂**や**ショウガ風呂**（237頁参照）、そしてサウナで体を温め、さらにウォーキングをはじめとする筋肉運動をして体温を高める。特に、戸外で太陽光を浴びると、抗うつ的に働くセロトニンの分泌がよくなる。

■貧血

貧血は、赤血球（または血色素）が少ない状態である。ひと口に貧血といっても、白血病やガンなどによる貧血など、多数の種類が存在するが、いちばん多いのは鉄が欠乏して起こる鉄欠乏性貧血だ。

全貧血のうち80％近くを占めるこの貧血は、成人に達してからかかるケースだと、体内のどこかで出血している可能性が大である。つまり、胃・十二指腸潰瘍、子宮筋腫による生理過多、痔出血、ガンによる出血などが疑われるわけだ。よって、40歳すぎて「貧血」と診断された人

図表16　貧血はここでわかる!

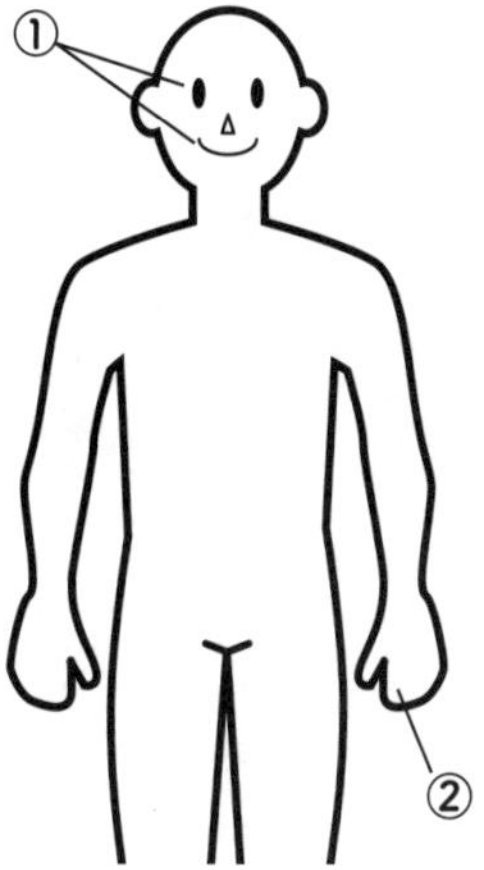

①眼瞼結膜、唇、舌が白っぽい。舌がツルツルする：悪性貧血＝ビタミンB_{12}や葉酸不足

②爪が蒼白、爪が割れやすい、スプーン状爪（爪がへこんでスプーンのようになる）：鉄欠乏性貧血

この検査が該当する

赤血球	血色素	貧血の種類
正常	少ない	鉄欠乏性貧血
少ない	少ない	ガン、再生不能性貧血
少ない	正常	悪性貧血、飲酒過多による貧血

は、まず、そうした病気が存在しないかの検査を受ける必要がある（**図表16**）。そうした病気が存在せず、いつも「貧血」傾向がある人は陰性体質の人である。

また、爪には「体に足りないもの」が顕著に現れる。爪が蒼白、割れやすい、スプーン状爪（爪がへこんでスプーンのようになる）などがあれば、鉄欠乏性貧血が疑われる。

【対処法】

以下、ひとつでもふたつでも、実行できるものを励行すること。

①ご飯に**黒ゴマ塩**（239頁参照）をふりかけて食べる。

②体を温める味噌、造血に必要な鉄とビタミンB_{12}を含むシジミの味噌汁を常食する。

③100g中の鉄含有量は、ほとんどの野菜で1・0㎎以下であるが、ホウレンソウは3・7㎎、パセリは9・3㎎と多い。ホウレンソウをゆでてゴマ油で炒めたもの、パセリ、海藻を入れたサラダを常食する。

④魚は白身よりカツオの血合を、肉ではマトン（羊肉）が、赤くて鉄含有量が多い。赤黒いレバーも鉄が多いので、レバニラ炒めなども積極的に食べる。

⑤**ニンジン・ホウレンソウの生ジュース**（246頁参照）を1日2〜3回に分けて飲む。朝食代わりに飲む人は、1日1回でも可。

⑥筋肉は鉄分を貯蔵しているので、筋肉を鍛え、発達させると鉄分の保持ができる。

〈トウガラシチンキの作り方〉

トウガラシ3個を刻み、ホワイトリカー1.8リットルに漬けてビン詰めにし、冷暗所に1か月保存した後、布で濾《こ》す。

野菜を使った手当て

〈塩風呂のしかた〉

湯船に、ひとつかみの自然塩を入れて入浴する。

〈ニンニク風呂のしかた〉

ニンニク1かけをすりおろしたものを布袋に入れ、湯船につけて入浴する。

〈ショウガ風呂のしかた〉

ショウガ1かけをすりおろしたものを布袋に入れ、湯船につけて入浴する。

〈ショウガ湿布のしかた〉

①ショウガ約150gをすりおろす。この時用いるショウガは新ショウガでなく、ひねショウガがよい。
②おろしたショウガを木綿の袋に入れ、上部をひもでくくる。木綿のハンカチなどにくるんで輪ゴムで留めてもよい。
③水2リットルを入れた鍋に②を入れて火をつけ、沸騰寸前で止める。
④鍋のショウガ湯を70℃ぐらいまで冷まし、タオルをひたして軽く絞り、患部に当てる（そのままだとすぐ冷えてしまうので、タオルの上にビニールやラップをかぶせ、その上に乾いたタオルをのせておくとよい）。
⑤10分ぐらいしたところで、また④のタオルをショウガ湯にひたして絞り、再び患部に当てる。
⑥⑤を2～3回繰り返す。
※痛みがひどい時には、ショウガ湿布を1日2～3回行う（痛みが軽い時は1回でよい）。この鍋に作ったショウガ湯は温めなおして2～3回は使用できる。なお、このショウガ湿布をする前後1時間ほどは、入浴するとヒリヒリするので、注意が必要だ。

〈ニンジンスープの作り方〉

ニンジン４本（約800ｇ）をジューサーにかけて作ったニンジンジュース約500ccを鍋に入れ、自然塩３ｇを加えて約２時間弱火で温める。その後、裏漉《ご》しし、お湯を加えて1リットルにする。飲む際には、そのつど温めて、少しずつ飲む。

〈ニンニク酒の作り方〉

皮をむいたニンニク約500ｇと氷砂糖150ｇを35度のホワイトリカー1.8リットルに３年漬け込む。

〈パセリ酒の作り方〉

パセリ約50ｇをよく洗い、水分をよく取ってから氷砂糖150ｇと共にホワイトリカー1.8リットルに入れて２～３か月漬け、パセリを取り出す。

〈ヤマイモ酒の作り方〉

ヤマイモ（乾燥根）約200ｇを細かく刻み、グラニュー糖150ｇと共に、焼酎1.8リットルに入れて漬け、３か月置く。

〈梅醤《ばいしょう》番茶の作り方〉

①種子を取り去った梅干し1個を湯飲み茶碗に入れ、果肉をよくつぶす。

②①の中に醤油小～大さじ1杯を加えてよく練り合わせる。

③ショウガをすりおろし、フキンなどで絞った汁を②の中に５～10滴入れる。

④熱い番茶を湯飲みいっぱいまで注ぎ入れ、よくかき混ぜる。

※梅醤番茶はショウガ湯を上回るほどの保温効果があり、痛みの病気や婦人病にも効果がある。1日1～２回の飲用で大丈夫だが、幼児や子供に与える場合は４～５倍に薄める必要がある。

〈卵醤《らんしょう》の作り方〉

卵の黄身1個分をお椀に入れ、黄身と同量の醤油を加えて十分にかき混ぜ、そのまま飲む。

〈ネギ加ショウガ湯の作り方〉

ネギ約10ｇを刻み、湯飲みに入れる。そこにすりおろしショウガ汁を10〜15滴加え、熱湯を湯飲み半分ぐらいまで注ぎ入れる。

〈ナシ・ショウガ湯の作り方〉

ナシ1個をすりおろし、フキンなどで絞ったジュースと、親指大のショウガをすりおろして絞ったショウガ汁を鍋に入れ、温めて飲む。

〈ダイコン湯の作り方〉

コップ1/3ほどのダイコンおろしにショウガ汁を10〜15滴絞り入れ、熱湯を加えて飲む。

〈レモン湯の作り方〉

レモン1個を絞ってグラスに入れ、お湯を注いでいっぱいにする。そこに黒砂糖（またはハチミツ）を、自分がいちばんおいしいと思う分量だけ入れる。

〈レンコン湯の作り方〉

レンコン約40ｇを水洗いし、皮をむかずにすりおろし、湯飲み茶碗に入れる。これにすりおろしたショウガ汁適量（小さじ1〜2杯）、塩または醤油少々を加え、熱湯を注いで少し冷まして飲む。

〈黒ゴマ入り黒酢の作り方〉

黒酢適量をコップに入れ、その半分の量の黒ゴマも入れて、1か月放置する。

〈黒ゴマ塩の作り方〉

黒ゴマ8に対して自然塩2をフライパンで炒り、つぶす。

〈スイカ糖の作り方〉

スイカの果汁を絞って鍋に入れ、アメ状になるまでトロ火で煮つめる。冷ましたものを、広口ビンに入れて冷凍庫に保存する。

野菜を使ったレシピ

〈アロエジュースの作り方〉

アロエの葉５～６枚を水洗いして薄切りにしたものとコップ１～２杯の水を鍋に入れ、弱火で半量になるまで煎じたものに、ハチミツを加える。

〈ゆで小豆の作り方〉

よく洗った小豆50ｇと水600ccを鍋に入れる。豆がやわらかくなるまで30分ほど（水が半量程度になるまで）煎じる。少し冷めたら小豆と汁を一緒に食べる。

〈シソの煎じ汁の作り方〉

シソの葉５ｇを火であぶって乾燥させてもみ砕き、コップ１杯の水とともに鍋に入れ、弱火で半量になるまで煎じる。少し冷まして飲む。

〈ショウガ紅茶の作り方〉

紅茶を淹れ、そこにすりおろしたショウガ（または絞り汁）と黒砂糖（またはハチミツ）を、自分がいちばんおいしいと思う分量だけ入れる。

〈ショウガ湯の作り方〉

親指大のショウガをすりおろし、急須か茶こしに入れて熱湯を注いで濾《こ》す。これを湯飲み茶碗７～８分目の量まで入れ、黒砂糖（またはハチミツ）を、自分がいちばんおいしいと思う分量だけ入れる。

〈シソの葉加ショウガ湯の作り方〉

青ジソの葉２～３枚を火であぶり、乾燥してパリパリになったら手でもんで、湯飲み茶碗に入れる。これにすりおろしショウガの汁10～15滴を入れ、熱湯を注いで湯飲み茶碗半分程度にする。

〈ニンジン・リンゴ・パセリの生ジュース〉

ニンジン（２本）　約400ｇ　→　約240cc
リンゴ（１個）　約250ｇ　→　約200cc
パセリ　約50ｇ　→　約30cc
合計　約470cc（コップ２杯半強）

〈ニンジン・リンゴ・ピーマンの生ジュース〉

ニンジン（２本）　約400ｇ　→　約240cc
リンゴ（１個）　約250ｇ　→　約200cc
ピーマン　約100ｇ　→　約60cc
合計　約500cc（コップ３杯弱）

〈ニンジン・リンゴ・ホウレンソウ（アロエ）の生ジュース〉

ニンジン（２本）　約400ｇ　→　約240cc
リンゴ（１個）　約250ｇ　→　約200cc
ホウレンソウ　約100ｇ　→　約70cc
（アロエなら約50ｇ　→　約35cc）
合計　約510cc（アロエなら約475cc）（コップ３杯弱）

〈ニンジン・リンゴ・ホウレンソウ（キュウリ）の生ジュース〉

ニンジン（２本）　約400ｇ　→　約240cc
リンゴ（１個）　約250ｇ　→　約200cc
ホウレンソウ　約100ｇ　→　約70cc
（キュウリなら約100ｇ　→　約80cc）
合計　約510cc（キュウリなら約520cc）（コップ３杯弱）

〈リンゴ・ホウレンソウの生ジュース〉

リンゴ（１個）　約250ｇ　→　約200cc
ホウレンソウ　約200ｇ　→　約140cc
合計　約340cc（コップ２杯弱）

〈ニンジン・リンゴ・セロリ（ホウレンソウ）の生ジュース〉

ニンジン（２本）　約400ｇ　→　約240cc
リンゴ（１個）　約250ｇ　→　約200cc
セロリ（ホウレンソウ）　約100ｇ　→　約70cc
合計　約510cc（コップ３杯弱）

〈ニンジン・リンゴ・セロリ・ジャガイモの生ジュース〉

ニンジン（１本）　約200ｇ　→　約120cc
リンゴ（１個）　約250ｇ　→　約200cc
セロリ　約50ｇ　→　約35cc
ジャガイモ　約50ｇ　→　約30cc
合計　約385cc（コップ２杯強）

〈ニンジン・リンゴ・ダイコンの生ジュース〉

ニンジン（２本）　約400ｇ　→　約240cc
リンゴ（１個）　約250ｇ　→　約200cc
ダイコン　約100ｇ　→　約70cc
合計　約510cc（コップ３杯弱）

〈ニンジン・リンゴ・タマネギの生ジュース①〉

ニンジン（１本）　約200ｇ　→　約120cc
リンゴ（１/２個）　約150ｇ　→　約120cc
タマネギ　約50ｇ　→　約30cc
合計　約270cc（コップ１杯半）

〈ニンジン・リンゴ・タマネギの生ジュース②〉

ニンジン（２本）　約400ｇ　→　約240cc
リンゴ（１/２個）　約150ｇ　→　約120cc
タマネギ　約50ｇ　→　約30cc
合計　約390cc（コップ２杯強）

〈ニンジン・リンゴ・セロリの生ジュース〉

ニンジン（２本）　約400ｇ　→　約240cc

リンゴ（１個）　約250ｇ　→　約200cc

セロリ　約100ｇ　→　約70cc

合計　約510cc（コップ３杯弱）

〈ニンジン・リンゴ・セロリ（キュウリ）の生ジュース〉

ニンジン（２本）　約400ｇ　→　約240cc

リンゴ（１個）　約250ｇ　→　約200cc

セロリ　約100ｇ　→　約70cc

（キュウリなら約100ｇ　→　約80cc）

合計　約510cc（キュウリなら約520cc）（コップ３杯弱）

〈ニンジン・リンゴ・セロリ（ショウガ）の生ジュース〉

ニンジン（２本）　約400ｇ　→　約240cc

リンゴ（１個）　約250ｇ　→　約200cc

セロリ　約100ｇ　→　約70cc

（ショウガなら約15ｇ　→　約10cc）

合計　約510cc（ショウガなら約450cc）（コップ３杯弱）

〈ニンジン・リンゴ・セロリ（パイナップル）の生ジュース〉

ニンジン（２本）　約400ｇ　→　約240cc

リンゴ（１個）　約250ｇ　→　約200cc

セロリ（パイナップル）　約100ｇ　→　約70cc

合計　約510cc（コップ３杯弱）

〈ニンジン・リンゴ・セロリ（パイナップル・レモン）の生ジュース〉

ニンジン（２本）　約400ｇ　→　約240cc

リンゴ（１個）　約250ｇ　→　約200cc

セロリ　約100ｇ　→　約70cc

（パイナップルかレモンなら約100ｇ　→　約70cc）

合計　約510cc（コップ３杯弱）

〈ニンジン・リンゴ・キュウリ（ゴボウ）の生ジュース〉

ニンジン（２本）　約400ｇ　→　約240cc
リンゴ（１個）　約250ｇ　→　約200cc
キュウリ（１本）　約100ｇ　→　約80cc
（ゴボウなら約100ｇ　→　約50cc）
　　合計　約520cc（ゴボウなら約490cc）（コップ３杯弱）

〈ニンジン・リンゴ・キュウリ（セロリ）の生ジュース〉

ニンジン（２本）　約400ｇ　→　約240cc
リンゴ（１個）　約250ｇ　→　約200cc
キュウリ　約100ｇ　→　約80cc
（セロリなら約100ｇ　→　約70cc）
　　合計　約520cc（セロリなら約510cc）（コップ３杯弱）

〈ニンジン・リンゴ・キュウリ（タマネギ）の生ジュース①〉

ニンジン（２本）　約400ｇ　→　約240cc
リンゴ（１個）　約250ｇ　→　約200cc
キュウリ（１本）　約100ｇ　→　約80cc
（タマネギなら約50ｇ　→　約30cc）
　　合計　約520cc（タマネギなら470cc）（コップ３杯弱）

〈ニンジン・リンゴ・キュウリ（タマネギ）の生ジュース②〉

ニンジン（２本）　約400ｇ　→　約240cc
リンゴ（１個）　約250ｇ　→　約200cc
キュウリ（1/2本）　約50ｇ　→　約40cc
（タマネギなら約50ｇ　→　約30cc）
　　合計　約480cc（タマネギなら470cc）（コップ２杯半強）

〈ニンジン・リンゴ・キュウリ（パセリ）の生ジュース〉

ニンジン（２本）　約400ｇ　→　約240cc
リンゴ（１個）　約250ｇ　→　約200cc
キュウリ（１本）　約100ｇ　→　約80cc
（パセリなら約50ｇ　→　約30cc）
　　合計　約520cc（パセリなら約470cc）（コップ３杯弱）

〈ニンジン・リンゴの生ジュース②〉

ニンジン（2本） 約400g → 約240cc
リンゴ（1個） 約250g → 約200cc
合計 約440cc（コップ2杯強）

※ニンジン・リンゴの生ジュースを朝食代わりに飲むという「朝だけジュースダイエット」をする場合にも、このレシピを使う。

〈ニンジン・リンゴ・カブの葉の生ジュース〉

ニンジン（1本） 約200g → 約120cc
リンゴ（1個） 約250g → 約200cc
カブの葉 約50g → 約35cc
合計 約355cc（コップ約2杯）

〈ニンジン・リンゴ・キャベツの生ジュース〉

ニンジン（2本） 約400g → 約240cc
リンゴ（1個） 約250g → 約200cc
キャベツ 約100g → 約70cc
合計 約510cc（コップ3杯弱）

※夏季にリンゴが不足する時には、トマトを代用してもよい。トマトは、抗ガン作用のあるリコピンを多量に含む。

〈ニンジン・リンゴ・キュウリの生ジュース①〉

ニンジン（2本） 約400g → 約240cc
リンゴ（1個） 約250g → 約200cc
キュウリ（1本） 約100g → 約80cc
合計 約520cc（コップ3杯弱）

〈ニンジン・リンゴ・キュウリの生ジュース②〉

ニンジン（2本） 約400g → 約240cc
リンゴ（1/2個） 約150g → 約120cc
キュウリ（1本） 約100g → 約80cc
合計 約440cc（コップ2杯強）

※むくみ・高血圧・心臓病・腎臓病には、ニンジン・リンゴ・キュウリの生ジュース②を朝食代わりにゆっくり飲む。

〈巻末付録〉　即効！　野菜レシピ＆手当て

生ジュースの作り方

※すべて（ミキサーでなく）ジューサーで水は加えずに作ります。一日に飲む量の目安です。

〈キャベツ・リンゴの生ジュース〉

キャベツ　約400ｇ　→　約280cc
リンゴ（1個）　約250ｇ　→　約200cc
合計　約480cc（コップ2杯半強）

〈ニンジンの生ジュース〉

ニンジン（3本）　約600ｇ　→　約360cc（コップ2杯）

〈ニンジン・キュウリ・ピーマンの生ジュース〉

ニンジン（2本）　約400ｇ　→　約240cc
キュウリ（1本）　約100ｇ　→　約80cc
ピーマン　約50ｇ　→　約30cc
合計　約350cc（コップ2杯半弱）

〈ニンジン・パイナップル・タマネギの生ジュース〉

ニンジン（2本）　約400ｇ　→　約240cc
パイナップル　約200ｇ　→　約140cc
タマネギ　約30ｇ　→　約20cc
合計　約400cc（コップ2杯半強）

〈ニンジン・ホウレンソウの生ジュース〉

ニンジン（2本）　約400ｇ　→　約240cc
ホウレンソウ　約300ｇ　→　約200cc
合計　約440cc（コップ2杯半強）

〈ニンジン・リンゴの生ジュース①〉

ニンジン（1本）　約200ｇ　→　約120cc
リンゴ（1個）　約250ｇ　→　約200cc
合計　約320cc（コップ2杯弱）

本書は2007年1月、小社より出版された『野菜だけで病気を治す』を加筆修正して発行したものです。

野菜だけで病気を治す 増補改訂版

二〇一八年一二月五日 第一版 第一刷

著 者……石原結實
発行者……後藤高志
発行所……株式会社 廣済堂出版
〒一〇一―〇〇五二 東京都千代田区神田小川町二―三―一三 M&Cビル7F
電 話 〇三―六七〇三―〇九六四（編集）
〇三―六七〇三―〇九六二（販売）
FAX 〇三―六七〇三―〇九六三（販売）
振 替 〇〇一八〇―〇―一六四一三七
URL http://www.kosaido-pub.co.jp

装 丁……盛川和洋
印刷所
製本所……株式会社 廣済堂

ISBN978-4-331-52205-9 C0295

健康人新書

話題沸騰

高血圧の9割は「食べ物」と「運動」だけで下がる

石原結實

高血圧は放置すると脳卒中や心不全などの病気に結びつくので、血圧は下げた方がいい。しかし、薬でむりやり下げるのは副作用が大きいので、脚（下半身）の筋肉を鍛えて血圧を下げるのが理想的である。

ISBN 978-4331-52146-5　定価：本体850円＋税

5万部突破!!

体が変わる！「きくち体操」

菊池和子

フジテレビ『梅沢富美男のズバッと聞きます！』で大反響。「きくち体操」の入門編にぴったり！　40～90代の女性に大流行の「きくち体操」をわかりやすいイラストで解説。誰もができる簡単な動き方なのに、若返ります。

ISBN 978-4331-51291-3　定価：本体800円＋税